常见疾病护理与急救护理

主编　李　丽　蒋芳杰　杜　平　于春娜

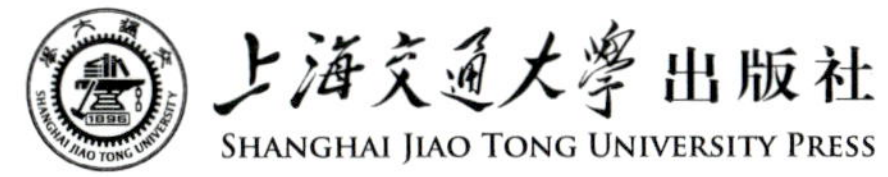

内容提要

本书重点阐述了临床常见疾病的护理以及急救护理技术，详细介绍临床疾病的护理评估、护理目标、护理措施等内容。书中将各种急救护理中的重点和实际工作经验进行了总结、归纳，适合临床各级护理人员以及急诊室、重症监护病房护士使用，同时也可供护理进修人员、护理专业学生学习参考。

图书在版编目（CIP）数据

常见疾病护理与急救护理 / 李丽等主编. -- 上海 : 上海交通大学出版社，2024.7. -- ISBN 978-7-313-30958-7

Ⅰ. R47

中国国家版本馆CIP数据核字第2024KA0283号

常见疾病护理与急救护理

CHANGJIAN JIBING HULI YU JIJIU HULI

主　　编：李　丽　蒋芳杰　杜　平　于春娜

出版发行：上海交通大学出版社

地　　址：上海市番禺路951号

邮政编码：200030

电　　话：021-64071208

印　　制：广东虎彩云印刷有限公司

经　　销：全国新华书店

开　　本：710mm × 1000mm　1/16

印　　张：12.5

字　　数：220千字

插　　页：2

版　　次：2024年7月第1版

印　　次：2024年7月第1次印刷

书　　号：ISBN 978-7-313-30958-7

定　　价：198.00元

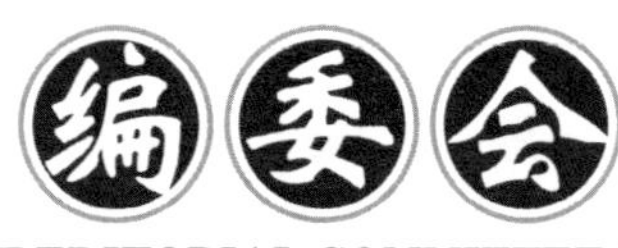

EDITORIAL COMMITTEE

主 编

李　丽　蒋芳杰　杜　平　于春娜

副主编

孙彤彤　田　园　邵光健　张培培

编 委（按姓氏笔画排序）

于春娜（山东省安丘市金冢子镇卫生院）

王　敏（山东省高唐县人民医院）

田　园（山东省菏泽市第六人民医院）

付玉凤（中国人民解放军联勤保障部队第960医院）

孙彤彤（山东省枣庄市峄城区人民医院）

杜　平（山东省高唐县人民医院）

李　丽（山东省聊城市人民医院脑科医院）

张培培（山东省济宁市嘉祥县万张街道卫生院）

张雅昕（湖南省永州市中心医院）

邵光健（山东省滨州市惠民县石庙镇卫生院）

郝雪飞（山东省青岛市第八人民医院）

蒋芳杰（山东省东营市鸿港医院）

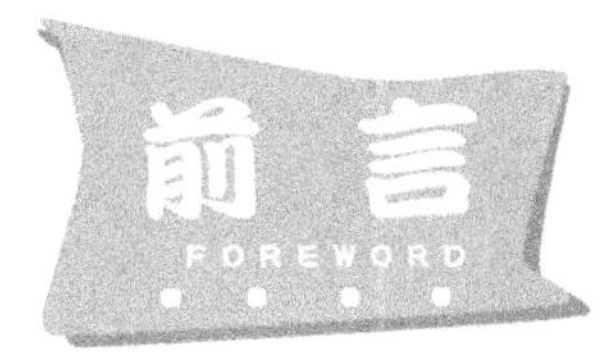

前言

随着科技的发展、社会的进步、生活节奏的加快，人们在享受现代文明的同时，也不断受到各类疾病、灾害事故和意外伤害的威胁。在面对突发紧急事件进行抢救危重症患者时，能否及时准确地作出判断并采取有效的救护措施是临床医护人员综合能力强弱的具体体现。因此，加强对护理人员的急救专科护理技能培训，提高临床护理人员的急救水平及与医师密切配合的能力，不仅是急救医学发展和护士专科化发展的需求，而且是当今社会形势发展的必然需求。为给临床护理人员提供全面、实用的常见疾病护理与急救护理指南，我们汇集了大量医学专家的研究成果和实践经验，编写了《常见疾病护理与急救护理》一书，力求将最新、最准确的信息呈现给读者。

本书坚持以“贴近临床，服务临床”为编写原则。在内容安排上，重点阐述了临床常见疾病的护理以及急救护理技术，详细介绍临床疾病的护理评估、护理目标、护理措施等。书中将各种急救护理中的重点和实际工作经验进行了总结、归纳，突出与之相应的护理措施，文字简洁易懂、详略得当，具有较强的指导性、操作性和实用性。适合临床各级护理人员以及急诊室、重症监护病房(ICU)护士使用，同时也可供护理进修人员、护理专业学生学习参考。

无论是对于有经验的医护人员还是普通公众，本书都是一本极具价值的参考指南。希望通过本书的普及，能提高整个社会的急救意识和应对能力,为创造一个更安全、健康的生活环境做出贡献。然而,医学科学技术的发展日新月异,本书出版后难免其中有些护理技术或措施又有新的发展,若存在欠妥之处,恳切希望各位专家、同行及时批评和指正。

《常见疾病护理与急救护理》编委会
2024 年 2 月

目 录
CONTENTS

第一章

常用的急救护理技术

第一节　紧急开放气道

畅通呼吸道的方法主要有手法开放气道、咽插管术、气管插管术、气管切开术和环甲膜穿刺术等，临床上可根据病情和条件选择合适的技术应用。

一、手法开放气道

(一)开放气道的手法

患者意识丧失并且无呼吸时，应紧急采用开放气道的“三步手法”，即头后仰一托下颌一开口。头后仰可使约25%的患者气道开放，若再使下颌前移，并使口腔适当张开，则可进一步使阻塞的气道开放。

1.头后仰

首先将患者置于去枕仰卧位，头不可高于胸部，与躯干呈水平位，解开衣领，松开裤带，双上肢放置于身体两侧。急救者立于患者右侧，一手小鱼际侧置于患者前额用力向后压，使其头部后仰。

2.托下颌

急救者的另一手的示指和中指置于其靠近颏部的下颌骨的下方，托起患者下颌，将颏部向前抬起，使下颌尖、耳垂的连线与地面垂直(即仰面-举颏法)。下颏前移可使其前颈部结构伸展，从而抬举舌根，并使之离开被压迫的咽喉后壁。

3.开口

急救者立于患者头顶侧，两肘置于患者背部同一水平面上，双手的2～5指自耳垂前将患者下颌骨的升支用力先使下颌向前移，然后向上托起(即托下颌法)，使下颌的牙齿移至上颌牙齿的前方，并以两拇指使下唇下拉，使口腔通畅，这样能有效地抬举舌根组织，解除气道的机械性梗阻。

(二)开放气道的方法

1.仰面-抬颈法

患者去枕平卧，急救者位于患者一侧，一手以小鱼际侧置于患者前额并用力向后推，另一手从其颈部下方伸入并托住颈后部，使患者头部向后仰，颈部向上抬起。此法禁用于头、颈椎损伤的患者。

2.仰面-举颏法

此法是临床最常使用的手法，如患者无颈椎损伤，可首选此法，而且便于之后做口对口人工呼吸。患者去枕仰卧位，急救者位于患者一侧，一手置患者前额向后加压，使其头部后仰，另一手的(除拇指外)4个手指置于靠近颏部的下颌骨的下方，将颏部上举抬起，使牙关紧闭。

3.托下颌法

急救者位于患者头顶侧，两肘置于患者背部同一水平面上，用双手抓住患者两侧下颌角向上牵拉，使下颏向前、头后仰，同时两拇指可将下唇下拉，使口腔通畅。急救时，单纯托下颌并使头略微后仰是颈椎损伤患者开放气道的良好手法，可以避免加重脊髓损伤，但不便于口对口人工呼吸。

(三)护理要点

1.严格掌握适应证

进行“三步手法”操作时，当使患者头后仰。张口托起下颌还不能解除气道梗阻时，应考虑上呼吸道有异物存在，此时需及时使患者张口，并用手法或吸引器清除异物。如果患者仍有反应或正处于抽搐时，则不可使用手指清除异物。

2.颈椎损伤

对疑有颈椎损伤的患者，可先用托下颌法，若仍未成功开放气道，再使用仰面-举颏法，因为过度头后仰也会加重脊髓损伤。绝对禁忌头部前屈或旋转，整体搬动或翻转时保持患者头、颈和躯干在同一轴线上，防止颈部扭曲，进一步加重颈椎损伤。

3.方法正确

使用仰面-举颏法时，注意勿压迫颈前部的颏下软组织，以免压迫气管。托下颌时，急救者的第2～5指应着力于患者下颌角的升支，不要握住下颌角的水平支，否则反会使口关闭，影响开放气道，还应防止用力过度，以免引起下颌关节脱位。

4.有效指征

若患者呼吸道异物解除并恢复自主呼吸，这时将气流通畅，鼾声消失。对呼吸停止的患者，下颌托起后，就能有效地开放气道施行口对口或面罩加压人工呼吸。

二、咽插管术

施行手法开放气道虽能有效地使气道开放，但急救者常难以坚持长时间的持续操作。为此，临床上常借助于口咽或鼻咽通气导管进行咽插管，以抵住舌根和舌体，使其前移，离开被压迫的咽后壁，从而解除梗阻。此法能较方便而持久地维持呼吸道通畅。

（一）鼻咽导管

鼻咽导管是柔软的橡胶或塑料制品，也可用质地柔软、粗细合适的短气管导管代替。临床使用前应在导管表面涂以润滑剂，取与腭板平行的方向插入，直至感到越过鼻咽腔的转角处，再向前推进至气流最通畅处，并用胶布固定。

鼻咽导管的优点是可以在患者牙关紧闭或下颌强硬时插入咽腔，患者可长时间带管达两个月。患者在临界昏迷状态时也易于耐受鼻咽导管。鼻咽导管易引起鼻咽组织损伤和鼻出血，插管时动作要正确，轻柔，切忌粗暴操作。必要时，插管前可先用麻黄碱液滴鼻，能收缩鼻腔黏膜血管，减少鼻出血。鼻咽导管较细，吸痰困难，应注意导管的选择和充分润滑。

（二）口咽导管

口咽通气导管容易插入，简便、迅速和损伤小，急诊插管选用较多，并能提供较为宽阔的气道，广为临床应用。患者牙关紧闭和开口困难不宜使用，且保留时间不能太长，一般≤72 小时。若导管选择不当或操作有误，导管头可将舌背推至咽腔而加重气道阻塞。插口咽通气导管时也应注意避免损坏牙齿，有义齿应取下，不要将两唇夹于导管和门齿之间，以免损伤造成出血。

插口咽导管时先使患者张口，然后将湿润的导管送入口内，沿舌上方反向（导管的凸面朝向患者下颌）下插。当导管插入全长的 1/2 时，将导管旋转 180°（即为正向），并向前继续推进至合适位置。也可用一压舌板下压舌体，然后再将导管沿其上方滑入咽腔。确认口咽导管位置适宜，气流通畅后，用胶布将其妥善固定。

（三）“S”形口咽吹气管

“S”形口咽吹气管又称急救口咽吹气管和“S”形导管，是一种口对口通气导管。这种导管两端开口相反，由口咽导气管、口盖及口外通气导管三部分组成。

其使用如同放置普通口咽导管的方法，将口咽导气管的弯壁凹向上(即反向)，从口唇间侧插入。当自导气管的顶端抵达软腭后方时，将口咽导气管翻转 180°(即为正向)。操作者可以一手捏鼻，另一手捏闭口唇周围，以防漏气或以双手拇指的鱼际隆起部夹闭鼻孔，双手拇指尖及示指封闭口周，其余各指托下颌骨的上行支，向导管口外通气导管吹气，进行口对口人工呼吸。

(四)护理要点

1.严格掌握适应证

咽插管仅可用于昏迷患者，气道反射完好者，强行插入鼻咽或口咽通气导管容易诱发喉痉挛或恶心、呕吐和呛咳。

2.体位

咽插管时也需使头后仰，否则当头颈部松弛时，导管末端可部分退缩，舌根部组织仍能后移压于管端和喉开口之间，而起不到开放气道的作用。

3.导管选择

选用刺激性小和大小合适的通气导管，妥善固定，防止导管滑出或扭曲。插口咽导管时，导管选择不当或操作有误，导管头可将舌背推至咽腔而加重气道阻塞。

三、气管插管术

气管插管是将一特制的气管导管，经口腔或鼻腔从声门置入气管的急救和麻醉技术，是快速建立通畅稳定的人工气道、进行有效通气的最佳方法之一，是所有急救措施的首要步骤。其作用有：①开放气道，确保了控制通气的进行和潮气量的给入，即完成了气管开放和通气两个最关键的步骤。②减少无效腔和降低呼吸道阻力，保证肺通气和肺换气，使患者获得最佳肺泡通气和供氧。③提供了呼吸道雾化、气管内给药和加压给氧的途径。④有利于直接进行气管内吸引，减少胃内容物、唾液、血液及呼吸道分泌物等误吸的可能。⑤可与简易呼吸囊、麻醉机或人工呼吸机相连接进行机械辅助呼吸，便于呼吸道管理。⑥使胸外按压能不间断地进行。因此每个从事急救工作的医护人员均应熟练地掌握此项技术，有条件时应尽早做气管插管，而每个担负急救任务的单位和场所，如救护站、急诊室、重症监护病房(ICU)、麻醉科、各种病房及院外的各种现场急救等，均应备好气管内插管的设备，以备急用。

(一)适应证

1.心搏骤停

患者自主呼吸和心跳突然停止，无法有效使用简易呼吸囊，需紧急建立人工气道进行心肺脑复苏者。

2.呼吸衰竭

严重呼吸衰竭和急性呼吸窘迫综合征(acute respiratory distress syndrome, ARDS),不能满足机体通气和氧供的需要而需人工加压给氧和机械辅助通气者。

3.上呼吸道阻塞

患者昏迷,神志不清,不能自主清除上呼吸道分泌物,胃内容物反流或气道出血,随时有误吸可能者,需经气管内吸引者。

4.上呼吸道损伤

存在上呼吸道损伤、狭窄、阻塞和气管食管瘘等,影响正常通气者。

5.手术需要

手术时建立人工气道进行全身气管内麻醉或静脉复合麻醉的各种手术患者。颌面部和颈部等部位大手术,呼吸道难以保持通畅者。

6.其他

新生儿严重窒息的复苏。婴幼儿气管切开前需行气管插管定位者。

(二)禁忌证

1.咽喉部急性症状和疾病

如急性喉炎、喉头水肿、喉头黏膜下血肿、脓肿、插管创伤引起的严重出血及咽喉部肿瘤、烧灼伤或异物残留者,此类患者在面罩给氧下,应行气管切开较安全。

2.主动脉瘤

胸主动脉瘤压迫或侵蚀气管壁者,插管可导致主动脉瘤破裂。

3.下呼吸道梗阻

下呼吸道分泌物潴留所致呼吸困难,分泌物难以从插管内清除,应做气管切开。

4.其他

颈椎骨折和脱位者。具有严重出血倾向者。

(三)操作程序

1.评估患者

评估患者就是对患者进行细致、全面、综合的评估。

(1)全身情况:评估患者年龄、病情和麻醉药物过敏史,特别注意呼吸频率和节律。

(2)局部情况:评估患者有无松动的牙齿和活动性义齿,口、鼻腔黏膜有无溃疡和破损,呼吸道有无异常,颈部的活动度。

(3)心理状态:清醒的患者行气管插管时,评估患者有无紧张和恐惧等心理反应及对气管内插管的态度。

(4)健康知识:清醒的患者行气管插管时,评估患者对疾病及气管内插管的相关知识的了解情况和合作程度。

2.操作准备

(1)操作者准备:衣帽整洁,洗手,戴口罩。熟悉呼吸道的生理解剖结构及气管内插管的操作方法。

(2)患者准备:患者及家属了解气管插管的目的、方法、注意事项、配合要点及并发症,以消除不必要的顾虑。签订气管插管的知情同意书,愿意接受和配合。取下义齿,建立静脉通道,在有条件的情况下连接监护仪,以便随时观察病情。

(3)用物准备:喉镜、气管导管、导管芯、导管润滑剂、听诊器、牙垫、开口器、导管固定带或胶布、吸引器、吸痰用物、简易呼吸囊、呼吸机、10 mL 注射器、插管弯钳、局麻药、咽部麻醉喷雾器、吸氧和通气设备。急救药物,必要时准备护目镜,防护围裙。

(4)环境准备:室内温度和湿度适宜,环境安静、整洁,光线充足。

3.操作步骤

(1)经口明视气管插管术:是临床应用最确切、最常用和最广泛的一种气管内插管方法。通常在行紧急气管内插管时,经口插管是首选方法。其操作成功的关键在于使用喉镜暴露声门。对于心搏、呼吸骤停后深昏迷的急诊患者,只要条件具备应立即行此方法气管内插管,但这种方法不易被清醒患者接受,且躁动者可能咬闭导管,引起窒息,口腔内出血、喉部骨折、声门或会厌水肿的患者也不宜使用此法。通常在直视下使用喉镜进行经口气管插管。准备和检查插管所需的设备,选择合适的气管内导管并准备相邻规格的导管各一根,如估计声门暴露有困难者,可在导管内插入导管芯,并将导管前端弯成“鱼钩”状。

(2)经鼻气管插管术:对于张口困难、下颌活动受限、颈部损伤、头不能后仰或口腔内损伤,经口插管难于耐受等情况,可选用经鼻气管插管。此外,由于经鼻气管插管的患者对导管的耐受性强,感觉也较为舒适,较容易进行口腔护理,所以经鼻气管插管也适用于需长时间保留导管的患者。但其操作技术要求较高，插管难度大且费时，易损伤鼻腔黏膜，不适于紧急心肺复苏时进行，所用的气管导管较细会增加气道阻力，同时也不利于呼吸道分泌物的清除。经鼻气管插管分为盲探插管、明视插管和纤维支气管镜辅助插管 3 种方式。

(四)护理要点

1.准备充分

气管内插管要做好充分的准备工作，防止各种意外情况的发生。在临床实际工作中，操作者除了选择预备使用的一根气管导管外，还要准备较此导管大 1 号和小 1 号的气管导管各一支，以便随时更换使用。

2.并发症的预防

(1)损伤：常见有口唇、舌、鼻咽黏膜、咽后壁、声带的损伤、出血、牙齿松动或脱落以及喉头水肿。操作者要技术熟练，动作轻柔，操作时迅速准确。用力不当或过猛，还可引起颞下颌关节脱位。应将喉镜着力点始终放在喉镜片的顶端，初学插管者常见的失误是用喉镜冲撞上门齿，并以此作为支点旋转喉镜来暴露声门，从而导致牙齿的损伤，必要时上门齿处可垫一块方纱布。插管困难时不应强行插入，可改用小 1 号的导管。固定时，咬口胶或牙垫应置于上、下臼齿之间，不能置于上、下门齿之间，以免固定不牢且易引起牙齿松脱。

(2)误吸：由于上呼吸道的插管和手法操作，可能引起呕吐和胃内容物误吸至下呼吸道。在插管过程中随时吸出呼吸道分泌物，防窒息。引起呕吐时，立即在会厌处后压环状软骨，从而压闭食管入口，避免胃内容物反流和误吸。对心搏骤停者通气及给氧后，应立即行气管插管，避免胃扩张误吸。

(3)缺氧：插管前先行人工呼吸或吸氧，以免因插管费时加重患者缺氧状态。熟练掌握操作技术，尽量缩短插管时间，同时注意给氧，是改善缺氧的主要手段。通常每次插管操作时间不应超过 30 秒，45 秒是插管的极限，超过此时间将导致机体缺氧。每次操作时，中断呼吸时间不应超过 45 秒，如一次操作未成功，应立即给予充分地预充氧后，然后重复上述步骤。

(4)误入食管：由于操作不当，导致插管位置不当误插入食管内，是气管插管最严重的并发症。患者不能得到任何肺通气或氧合(除非患者有自主呼吸)，还可能造成急性胃扩张，增加了呕吐和误吸的危险。如急救人员不能及时发现，患者将出现不可逆的脑损伤或死亡。

(5)喉、支气管痉挛：是插管严重并发症，剧烈呛咳、憋气、喉头及支气管痉挛，可导致缺氧加重，严重的迷走神经反射引起心律失常、血压升高甚至心搏骤停。插管前适当加强麻醉，插管前行喉头和气管内表面麻醉，应用麻醉性镇痛药或短效降压药，可预防心血管反应。喉头和声门应充分暴露，在声门打开时再置入导管以免引起喉头水肿。经鼻盲探插管术的反复进行操作，易引起咽部水肿和喉痉挛等，如果连续 3 次插管失败，应考虑改用其他方法。必要时立即行环甲膜穿刺或气管切开。

(6)喉炎：与插管时间正相关。表现为拔管后的声音嘶哑和刺激性咳嗽，重症表现为吸气性呼吸困难而出现缺氧，可做超声雾化吸入，必要时做气管切开。

(7)肺炎和肺不张：各项操作、搬动患者、患者自身活动或固定不当等导致气管插管过深，进入一侧的主支气管，以右主支气管较常见，导致右侧肺单侧通气，一方面可因右肺高容通气造成气压伤(或称容积伤)，另一方面左肺无通气而造成肺不张。掌握导管插入深度，一般为鼻尖至耳垂外加 4～5 cm(小儿 2～3 cm)。插管后应检查两肺的呼吸音是否对称，如有怀疑，应将导管气囊放气，轻轻往外退出导管1～2 cm后，再次确认位置，检查患者的临床征象，包括胸廓扩张、呼吸音和氧合情况，再行胸部摄片。

3.气囊充气与放气

气囊充气以最小压力充气，并能恰好封闭导管与气管壁间隙为宜，充气后气囊的压力为2.3～2.7 kPa，以防分泌物和呕吐物倒流入气管而引起窒息和机械通气时气体漏出。

(1)方法：导管留置期间，气囊每 4～6 小时放气一次，每次放气 5～10 分钟后再充气。放气时，先负压充分吸尽气道内分泌物，再用注射器缓慢抽吸囊内气体。充气后，需测量导管末端到牙齿的距离，并与原来的数据相比较，确保导管位置且固定良好。

(2)注意事项：勿盲目注射大量空气，或充气时间过长，气管壁黏膜可因受压而造成局部缺血性损伤，发生溃疡和坏死。进行充、放气操作时，应注意防止导管脱出。

4.湿化气道

气管插管的患者吸入的气体未经过鼻腔黏膜的加温加湿作用，因此需要湿化和加温设备。

(1)气管导管如不接呼吸机，导管口外覆盖 1～2 层生理盐水纱布，并保持湿润状态，以湿化吸入的气体并防止灰尘吸入。

(2)接呼吸机者给湿化罐加水，也可给予湿化器雾化吸入。

5.及时拔管

气管内口插管留置时间一般不超过 72 小时，病情不见改善，可考虑拔管后，进行气管切开。所有需要插管的指征消除时也可考虑拔管。

(1)拔管的操作步骤:①拔管前,先充分吸引气管内及口腔、鼻腔的分泌物。②以 100%的纯氧通气10 分钟后,再拔管。③拔管时,患者取半卧位,以防误吸气管内的分泌物、咳出物及呕吐物,同时也有利于胸部扩张。④使用带气囊导管,应先将气囊内的气体抽出。放气后,颈部可听诊到吸气时漏气气流,说明患者无喉头水肿或气道阻塞。⑤拔出时,嘱患者深吸气,在吸气末转为呼气相时,缓慢地将导管拔出或用简易呼吸囊使呼吸道内保持正压,以保证拔管后第一次呼吸是呼出气体,避免分泌物吸入。

(2)拔管的注意事项:患者应尽早进行深呼吸和咳痰训练,以便拔管后能自行清理呼吸道。拔管尽量在白天进行,以便观察病情,及时处理所发生的并发症。

6.拔管后护理

注意观察患者神志及缺氧表现,有无声音嘶哑、呛咳和吸气性呼吸困难等并发症,防止发生喉头水肿,保持呼吸道通畅。如发现由于杓状关节脱位而导致的发音困难,应及时给予复位。拔管后,立即给予面罩吸氧或高流量的鼻导管吸氧继续呼吸支持,30 分钟后复查动脉血气变化。拔管后 4 小时内禁食,禁止使用镇静剂。鼓励患者自行咳嗽、排痰,定时变换体位,拍背。严密观察患者的生命体征,包括血压、脉搏、呼吸、血氧饱和度和神志等。保持口和鼻腔清洁,每 4～6 小时口腔护理一次。

四、气管切开术

气管切开术是指将颈段气管的前壁切开,通过切口将适当大小的气管套管插入气管内,患者直接经套管进行呼吸或连接呼吸机实施机械通气治疗的一种手术操作方法,与其他人工气道相比,其套管内腔较大,导管较短,因而可减少无效腔和降低呼吸道阻力,易于清除气道内的分泌物和脓血,便于应用机械通气或加压给氧。气管切开术主要用于严重喉阻塞的紧急救护,或需要长期机械辅助呼吸的患者,是一种解除呼吸困难和抢救患者生命的急诊手术,因其操作复杂、创伤较大和对护理要求高,一般不作为机械通气的首选途径。可分为传统气管切开术和经皮扩张气管切开术。

(一)适应证

1.上呼吸道阻塞

各种原因造成的上呼吸道阻塞易造成呼吸困难,如喉水肿、急性喉炎、上呼吸道烧伤、喉部及气管内异物；严重颌面、颈部外伤以及上呼吸道外伤伴软组织肿胀或骨折、异物等。

2.下呼吸道阻塞

严重的颅脑外伤及其他原因造成昏迷及重大胸、腹部手术后的患者，导致咳嗽和排痰功能减退，呼吸道分泌物黏稠潴留，使下呼吸道阻塞和肺不张等，造成肺泡通气不足和呼吸困难。

3.呼吸功能减退或衰竭

肺功能不全、重症肌无力者和呼吸肌麻痹等所致的呼吸功能减退或衰竭，需要机械通气。

4.预防性气管切开

某些手术的前置手术，如颌面部、口腔、咽和喉部手术时，气管切开便于麻醉管理，防止血液流入下呼吸道引起窒息和术后局部肿胀阻碍呼吸。

5.其他

不能经口、鼻气管插管者；呼吸道内异物不能经喉取出者；气管插管留置时间超过 72 小时，仍然需呼吸机进行机械通气治疗者。

(二)禁忌证

有明显出血倾向和凝血机制异常者要慎重；下呼吸道占位而导致的呼吸道梗阻者慎用等。

(三)操作程序

1.评估患者

(1)全身情况：评估患者的年龄、病情和麻醉药物过敏史，应特别注意患者的呼吸频率与节律。

(2)局部情况：评估患者呼吸道的梗阻情况、颈部皮肤有无感染或异常。

(3)心理状态：评估患者有无紧张和恐惧等心理反应及对气管切开术的态度。

(4)健康知识：评估患者对疾病及气管切开术的相关知识的了解情况和合作程度。

2.操作准备

(1)操作者准备：衣帽整洁，洗手，戴口罩。熟悉气管切开方法。

(2)患者准备：常规颈部备皮，做普鲁卡因皮试。按常规建立静脉输液通路并保持通畅。患者及家属了解气管切开的意义和可能发生的并发症。签订气管切开术的知情同意书，愿意接受和配合治疗。

(3)用物准备：气管切开包(内有甲状腺拉钩、气管扩张钳、手术刀、组织剪、止血钳、持针钳、医用缝针、手术镊子、乳胶管和无菌孔巾等)，紧急情况下一刀、一钳、一剪、一镊即可。

(4)环境准备：室内温、湿度适宜，光线充足，除紧急气管切开外，一般要求在洁净的消毒环境下实施。

3.操作步骤

(1)核对患者：对清醒患者给予解释，取得患者合作。

(2)体位：患者仰卧位，肩部垫一枕头或沙袋，使颈部伸展头后仰，并固定于正中位，下颌对准胸骨上切迹，使下颌、喉结和胸骨切迹在一条直线上，以便充分暴露和寻找气管。

(3)麻醉：皮肤消毒铺巾后，颈前中线上甲状软骨下至胸骨上切迹皮下及筋膜下做局部浸润麻醉。对昏迷患者、无知觉或情况紧急者可不予麻醉。

(4)传统气管切开术：气管切开部位应选择在以胸骨上窝为顶、两侧胸锁乳突肌前缘为边的三角区域内，不得高于第 2 气管软骨环或低于第 5 气管软骨环，一般以第 3、4 气管软骨环为中心做切口。

(5)经皮穿刺扩张气管切开术：近年来，国内外正逐步开展一种新的方法，即采用经皮穿刺气管套管置管术，其具有操作简便、快速和微创等优点，而且并发症少于传统气管切开术。此操作另外需要的特殊器械有：穿刺针、导引钢丝、皮下软组织扩张器及扩张钳等。持穿刺针在第 1～2 气管软骨或第 2～3 气管软骨环做穿刺进针，有突破感，回抽有气体入注射器，证实穿刺针已进入气管。取下注射器，将导引钢丝插入穿刺针头 10 cm 左右并固定。退出穿刺针，用皮下软组织扩张器穿过导引钢丝，穿透扩张开气管前软组织和气管前壁。退出扩张器，进一步用扩张钳扩张气管。沿导引钢丝将气管套管置入气管后，退出导引钢丝及拔出套管芯。充分吸尽气管套管内的分泌物并证实气道通畅后，将气囊注气。其余步骤同传统气管切开术。

(四)护理要点

1.插管操作规范

医护人员要严格执行无菌操作原则，预防交叉感染。

(1)体位：取合适体位，不能仰卧者可以取坐位或半坐位，对呼吸困难者不必强求体位，以不加重呼吸困难为原则。

(2)切开与缝合：切开气管时严禁损伤或切断环状软骨和第 1 软骨环，以免形成喉部狭窄。

2.并发症的预防

气管切开术是一种有创的技术方法，操作不当可导致一定的并发症，临床上应予以重视。

(1)皮下气肿：是术后常见的并发症，与气管前软组织分离过多、气管切口外短内长、导管较细、套管过短或皮肤切口缝合过紧有关。自气管套管周围逸出的气体可沿切口进入皮下组织间隙，沿皮下组织蔓延可达头面和胸腹部，但一般多限于颈部。套管下方创口不予缝合，以免发生皮下气肿，并便于引流。一般不需作特殊处理，多于1周后自行吸收。

(2)气胸与纵隔气肿：较严重的并发症，轻者无明显症状，严重者可引起窒息。多为术中分离偏向右侧，位置较低误伤胸膜顶所致和术中过多分离气管前筋膜，气体沿气管前筋膜进入纵隔。操作中应同时切开气管和气管前筋膜，两者不可分离，以免引起纵隔气肿。X线检查确诊气胸后，应行胸膜腔穿刺以抽出气体，严重者可行胸腔闭式引流。

(3)出血：多由于术中误伤大血管、止血不完善或患者有凝血机制障碍所致，少见于气管套管下端压迫损伤气管前壁及无名动脉壁，加之感染导致无名动脉糜烂破溃而导致大出血；术后早期少量出血多由于手术中止血不充分引起，创口感染或肉芽组织增生所致；出血速度慢者可出现压迫症状，或致外出血，出血速度快者可致休克或窒息。①常规的预防：应用抗凝药物患者应在停药后24小时再行手术为宜；患者头部应始终保持正中位，皮肤切口要保持在正中线上，防止损伤颈部两侧血管及甲状腺；术中应仔细操作，避免损伤周围组织血管；术中伤口少量出血，可经压迫止血或填入吸收性明胶海绵止血，若出血较多，提示有血管损伤，应检查伤口并结扎出血点。②致命性大出血的预防：切开的位置不宜过低，不可低于第5～6气管环；尽量少分离气管前组织，避免损伤前壁的血液供应；选择适当的气管套管并检查套管气囊是否正确充气；若发现套管引起刺激性咳嗽或有少量鲜血咯出，应立即换管；严重出血的患者可静脉滴注垂体后叶素，有条件时可行纤维支气管镜下止血。

(4)气管-食管瘘：较少见但很严重的并发症。喉源性呼吸困难时，由于气管内呈负压状态，术中切开过深，动作过猛，可损伤气管后壁及食管前壁，感染后形成瘘管，引起气管-食管瘘。气管套管位置不合适，套管压迫及摩擦气管后壁，引起局部溃疡或感染。切开气管时应注意刀尖自下向上挑开，用力适当，不可刺入太深，以2～3 mm为宜。对疑有气管-食管瘘的患者需行食管吞碘造影，明确后应禁食。较小而短时间的瘘孔，更换短的气管套管，拔除鼻饲管，以减少糜烂处的刺激并加强营养，可自行愈合，瘘口较大或时间较长，上皮已长入瘘口者，则需手术修补。

(5)气管套管脱出：气管切开术后当颈部组织肿胀消退，固定气管套管的系带发生松弛，或患者过于肥胖，头颈部短粗，气管较深，切开口位置较低，相对气管套管较短，置入气管内部分过少，切口纱布过厚等导致患者剧烈咳嗽时，容易套管脱出。气管套管要固定牢固，术后应经常检查固定带的松紧，一般固定带和皮肤之间恰能插入一指为度，并根据颈部组织消肿的程度及时适当调节，太紧也会影响血液循环。临床表现为呼吸困难和全身发绀等严重症状，应严密观察及预防。

(6)支气管肺部感染：最常见的并发症。人工气道的建立、湿化、雾化吸入和吸痰等各种操作，增加了病原菌的侵入机会，分泌物潴留而阻塞下呼吸道引起肺不张，全身营养状况的减退，局部和全身的免疫防御功能的减弱等均增加了肺部感染的机会。护理：①严格执行无菌操作，掌握规范的吸痰术。②预防吸入性肺炎，病情许可时，患者应置于 30°的体位，尤其是鼻饲时头部应抬高 30°～45°，鼻饲后应至少维持此体位 1 小时，以防胃内容物反流。③呼吸机的螺纹管路应低于插管连接管，冷凝水收集瓶应置于管道最低位置，随时倾倒，防止倒流。④加强口腔护理。

3.定期消毒

做好伤口护理及基础护理，防止继发感染。

(1)局部伤口：每天更换保护切口的无菌纱布垫两次，分泌物多时应该随时更换，观察有无红肿、异味及分泌物，保持局部干燥。

(2)口腔护理：气管切开术后患者，口腔正常的咀嚼减少或停止，很容易导致口腔黏膜或牙龈感染和溃疡。每天可用呋喃西林溶液做口腔护理两次，用湿盐水纱布覆盖口鼻部。

4.气囊的充气与放气

套管气囊应按常规充气，防止发生误吸和漏气。

(1)机械通气：要求充气达气道密闭状态，防止送气过程漏气。

(2)非机械通气：并可自行排痰者，可少量充气或暂时不充气。

5.套管更换

一般情况下，一次性的气管套管无须定期更换，但留置期间出现气囊损坏漏气，套管损坏、扭曲或堵塞时，则必须更换。

(1)一次性气管套管:因其无内套管,无法取出清洗,置管时间长时内壁易黏附痰痂阻塞管道,临床上除吸痰和湿化呼吸道外,可及时用无菌长直夹钳或枪状镊夹取清除痰痂,防止套管堵塞。

(2)金属外套管:在术后1周内无特殊需要不宜更换,因气管切口窦道的形成需1周,取出后不宜回放。如必须更换,则需做好与首次气管切开相同的准备,拆除缝线以拉钩拉开切口,更换外管。

(3)金属内套管:每天更换一次性的内套管1～2次,防止分泌物堵塞内腔,阻塞呼吸道。

6.湿化气道

保持室温适宜(22～25 ℃),相对湿度在60%以上,室内可经常洒水或使用加湿器。

(1)不接呼吸机者:气管套管外口覆盖1～2层生理盐水纱布,并保持湿润状态,以湿化吸入的气体及防止灰尘进入。

(2)接呼吸机者:给呼吸机的湿化罐加水持续吸入,也可给予湿化器雾化吸入。

7.保持气道通畅

及时吸痰,防止分泌物黏结成痂阻塞,每次吸痰时间不超过15秒,两次抽吸间隔3～5分钟。吸痰间隔或吸痰前,给予加大氧流量或纯氧吸入。气管切开患者给氧,不可将氧气导管直接插入内套管内,应用"T"形管或氧罩。痰液黏稠时,可予雾化吸入或套管内滴入3～5 mL生理盐水以稀释痰液,每30～60分钟一次。如患者突然发生呼吸困难、发绀和烦躁不安,应立即将套管气囊一起取出检查。

8.及时拔管

全身情况好转,病因解除后,即可试行拔管。

(1)拔管前准备:必须先行用软木塞或胶布、套管芯,试堵内套管管口的1/3,如无呼吸困难,可进一步堵塞1/2、2/3,直至全部堵塞。堵管全程必须监测患者的生命体征和血氧饱和度,以防发生意外。如出现呼吸困难和患者不能耐受,应及时去除堵管的栓子。软木塞或胶布必须用线固定在气管套管的固定带上,以防被吸入气管。一般全堵管1～2天后,患者活动和睡眠均无呼吸困难,确认呼吸道顺畅,即可拔管。

(2)拔管步骤:①拔管前先将气囊放气,吸尽潴留在气囊上方口咽部或气管内分泌物,以防拔管后流入下呼吸道而引起窒息或感染,然后松开固定带,顺套管弯度慢慢拔出。如呼吸困难，应立即用另一消毒气管套管由原切口插入。②不需缝合伤口，消毒伤口周围皮肤后用蝶形胶布将切口两侧皮肤向正中线拉拢对合，外覆盖无菌敷料，2～3天后自行愈合。③拔管后48小时内密切观察呼吸的变化并常规配备抢救设备，患者床头应放置一套气管切开器械和同型号气管套管，万一拔管后出现呼吸困难时，需要重新插管。

五、环甲膜穿刺术

环甲膜穿刺是用粗针头进行环甲膜穿刺，并可接上“T”形管进行输氧，可暂时缓解患者严重的缺氧情况，紧急建立人工气道，为气管内插管或气管切开等进一步的救治工作赢得时间，主要用于现场急救。其具有简便、快捷、有效的优点，是在紧急情况下进行呼吸复苏的一种最简单、最迅速的开放气道的急救措施，而且稍微接受过急救教育和培训的人都能掌握。

环甲膜是位于甲状软骨和环状软骨之间的软组织，位置比较容易找到，自己可以低头寻找，沿喉结最突出处向下轻轻地摸，在2～3 cm处有一如黄豆大小的凹陷，此处即为环甲膜的位置所在。

环甲膜的位置：环甲膜前无坚硬遮挡组织，后通气管，它仅为一层膜状结构的软组织，周围无要害部位。甲状软骨即我们常说的喉结，男性的更明显些，仰脖时最突出。其下面是摸起来骨感的环状软骨，即一环一环的气管环，在它们之间的摸起来软软感觉的组织就是环甲膜。环甲膜前部的高度和上、下宽度，男性分别为(11.4±1.8)mm、(11.2±1.2)mm和(4.8±1.6)mm；女性分别为(9.6±1.7)mm、(9.9±1.9)mm和(3.7±1.1)mm。男性各值均大于女性，这个窄的间隙就是穿刺的部位。

(一)适应证

1.上呼吸道梗阻

各种原因引起的上呼吸道梗阻，如异物和声门水肿引起的喉梗阻；颌面部、颈部外伤及喉头水肿时导致气道阻塞，需立即进行通气者。

2.下呼吸道梗阻

无法经口、鼻插管或插管失败者，需通过穿刺吸引气道内的分泌物，也用于有紧急建立人工气道的指征，但无条件立即实施者。

3.其他

采集未被咽部细菌污染的痰标本。气管内注射治疗药物。

（二）禁忌证

环甲膜处有明显肿瘤和畸形者。已明确呼吸道阻塞发生在环甲膜水平以下者。有明显出血倾向者。

（三）操作程序

1.评估患者

(1)全身情况：评估患者年龄、病情、意识和生命体征，特别注意呼吸频率和节律。

(2)局部情况：评估患者有无出血倾向，呼吸道有无异常及梗阻情况，颈部的活动度。

(3)心理状态：清醒的患者行环甲膜穿刺时，评估患者有无紧张、焦虑和恐惧等心理反应及对行环甲膜穿刺的态度。

(4)健康知识：清醒的患者行环甲膜穿刺时，评估患者对疾病及环甲膜穿刺的相关知识的了解和合作程度。

2.操作准备

(1)操作者准备：衣帽整洁，洗手，戴口罩。熟悉环甲膜的生理解剖结构及穿刺方法。

(2)患者准备：患者及家属了解环甲膜穿刺术的目的、方法、注意事项、配合要点及并发症，以消除不必要的顾虑。签订环甲膜穿刺术的知情同意书，愿意接受和配合。取下义齿，建立静脉通道。

(3)用物准备：环甲膜穿刺针或16号注射针头、无菌注射器、局麻药、消毒液、"T"形管和氧气连接装置或环甲膜穿刺套装（内含环甲膜穿刺器、注射器、环甲膜穿刺套管固定带和呼吸延长管）。

3.操作步骤

(1)体位：取仰卧位，尽可能使头后仰、颈过伸。

(2)定位和消毒：颈前正中线甲状软骨下缘与环状软骨上缘之间的凹陷处即环甲膜；用消毒液对环甲膜前皮肤进行常规消毒。

(3)麻醉：穿刺部位局部麻醉，危急情况下可不做局部麻醉。

(4)穿刺：一手拇指与中指固定环甲膜两侧处皮肤，示指触摸穿刺部位；另一手持环甲膜穿刺针或注射器垂直刺入环甲膜，出现落空感即表示针尖已进入喉腔，此刻立即停止进针，挤压患者双侧胸部，有气体自针头处逸出，或接注射器回抽有空气，表明穿刺成功。

(5)固定:垂直固定穿刺针,“T”形管上臂的一端与针头连接,“T”形管的下臂连接供氧装置,如气道内有分泌物可负压吸引,还可右手示指间歇地堵住“T”形管上臂的另一端开口处而进行人工呼吸等操作。

(6)留置给药:若经针头导入支气管留置给药管,在针头退出后,用纱布包裹并固定。

(7)处理用物,记录穿刺的时间。

(四)护理要点

(1)环甲膜穿刺术是不稳定性的气道开放操作,患者通气障碍的紧急情况解除后,应立即另行正规的气管切开或异物取出等确定性处理,穿刺针留置时间最迟不超过 24 小时。

(2)必须回抽有空气或确定针尖在喉腔内才能注射药物。注入药物应以等渗盐水配制,pH 要适宜,以减少对气管黏膜的刺激。注射时嘱患者勿吞咽及咳嗽,注射速度要快。

(3)穿刺用物应随时消毒,呈备用状态,接口必须紧密不漏气。

(4)并发症的预防。①出血:对于凝血功能障碍的患者宜慎重选择;术中注意患者生命体征,观察穿刺部位有无出血,协助医师并做好止血措施防止反流入气管。穿刺处出血较多,用无菌干棉球压迫止血,并适当延长压迫时间,以免血液反流入气管内。术后如患者咳出少量带血的分泌物,嘱患者勿紧张,一般均在1～2 天内即可消失。②食管穿孔:食管位于气管的后端,若穿刺时用力过大过猛,或没掌握好进针深度,均可穿破食管,形成食管-气管瘘。穿刺时要贴着环状软骨上缘刺入,一般感觉环甲膜比较韧,略有阻力,刺破后有落空感。进针不要过深,在针头拔出之前应防止做吞咽动作,避免损伤喉后壁黏膜及食管壁。③皮下或纵隔气肿:穿刺前正确定位,垂直刺入,防止皮下气肿。患者剧烈咳嗽时,不易进行环甲膜穿刺,有造成皮下气肿的可能。

第二节　机械通气和人工气道管理

由于各种原因导致呼吸器官不能维持正常的气体交换,即发生呼吸衰竭者,以人工机械装置(主要是呼吸机)的通气代替、控制或辅助患者呼吸,以达到增加通气量、改善气体交换和维持呼吸功能等目的，此疗法称为机械通气或通气支持疗法。机械通气的工作原理是建立气道口与肺泡间的压力差。机械通气可取代或部分取代自主呼吸，缓解呼吸肌疲劳。

呼吸机是一种人工替代性的通气手段，作为急、慢性呼吸衰竭的一种治疗设备，目前已广泛应用于重症监护、手术麻醉和急救复苏等领域，可以有效地缓解呼吸衰竭，提高急危重症的抢救成功率，为采取针对性的病因治疗争取时间和条件。

一、人工呼吸机概述

（一）基本构造

1.动力部分和气源

由压缩空气、压缩氧气和空氧混合器三部分组成供气系统。

2.加温湿化器

加温湿化器保证供给患者温暖而湿润的气体，防止干冷气体对呼吸道黏膜产生刺激而致气道分泌物增多、黏稠而不易咳出。

3.连接部分

连接部分常为聚氯乙烯或硅胶螺纹管路，分为单路或双路，由连接管路、呼气阀和传感器三部分构成。

4.主机

主机由微电脑或电子集成组成控制系统，包括通气模式选择、通气参数调节、监测和报警装置四部分。

（二）工作原理

机械通气是通过机械装置建立肺泡-气道口压力差，从而产生肺泡通气的动力。吸气时，吸气控制开关打开，通过对气道口（口腔、鼻腔或气管插管及气管切开插管导管）施加正压将气体压入肺内；停止送气后移去外加压力，气道口恢复大气压，胸廓回缩，产生呼气。

（三）临床意义

维持和改善通气、换气功能。减轻呼吸做功消耗，节约心脏储备能力。肺内雾化吸入，纠正病理性呼吸动作。高浓度氧疗，为麻醉中使用镇静剂和肌肉松弛药，提供呼吸保障。

(四)常见呼吸机类型

1.按照与患者的连接方式分类

(1)无创呼吸机:呼吸机通过面罩与患者连接,通常用于10岁以上成人使用。

(2)有创呼吸机:呼吸机通过气管切开插管或经口、经鼻插管与患者连接。

2.按用途分类

(1)急救呼吸机:专用于现场急救。

(2)呼吸治疗通气机:对呼吸功能不全患者,进行长时间通气支持和呼吸治疗。

(3)麻醉呼吸机:专用于麻醉呼吸管理。

(4)小儿呼吸机:专用于小儿和新生儿通气支持和呼吸治疗。

(5)高频呼吸机:具备通气频率>60次/分功能。

(6)无创呼吸机:经面罩或鼻罩进行通气支持。

3.按驱动方式分类

(1)气动气控呼吸机:通气源和控制系统均只以氧气为动力来源。多为便携式急救呼吸机。

(2)电动电控呼吸机:通气源和控制系统均以电源为动力,内部有汽缸和活塞泵等,功能较简单的呼吸机。

(3)气动电控呼吸机:通气源以氧气为动力,控制系统以电源为动力。多功能呼吸机的主流设计。

4.按吸-呼相切换方式分类

(1)定压型:呼吸机产生的气流进入呼吸道使肺泡扩张,当肺泡内压力达到预定压力时气流即终止,肺泡和胸廓弹性回缩将肺泡气排除,待呼吸道内压力降到预定呼吸机参数再次供气,可防止呼吸道压力过高,但潮气量不稳定。

(2)定容型:呼吸机将预定量的气体压入呼吸道,又依赖于肺泡,胸廓弹性回缩将肺泡内气体排出体外,能保持稳定的潮气量,但气道压力和流速等则不恒定。

(3)定时性:按预设吸呼时间送气,但可因呼吸道变化而对气道压力或吸入气量产生影响。常与定压呼吸机结合在一起,弥补定压呼吸机的缺陷,常用于新生儿和婴幼儿。

(4)流速控制型:靠呼吸机内的流速感应来控制。当吸气流速小于预定值时,停止送气,即完成吸气动作。其气流速度是恒定的,但吸气时间、吸入气量和肺内压等均不恒定。

(5)混合型:包括定压、定容和定时成分,以间歇正压方式提供通气,且潮气量恒定,压力为零时形成呼气,可持续监测通气功能、报警情况及患者状况。

二、人工呼吸机的使用

(一)适应证

1.急性缺氧和 CO_2 气体交换障碍

各种原因引起的急性缺氧和 CO_2 气体交换障碍导致的呼吸停止或通气不足。

(1)急性呼吸衰竭:由电击、溺水、脑血管意外、药物中毒或心跳呼吸骤停等导致。

(2)慢性呼吸衰竭急性加重:肺炎、肺水肿、支气管哮喘、肺栓塞和弥漫性肺间质纤维化等。

(3)呼吸窘迫综合征:严重创伤、大手术后休克和严重感染等情况后出现。

(4)中枢性呼吸衰竭:脑外伤、颅内感染、镇静剂过量和中毒等。

(5)周围性呼吸衰竭:呼吸肌无力、脊髓灰质炎、吉兰-巴雷综合征、重症肌无力、破伤风、多发性肌炎、肌肉迟缓症和肌营养不良等神经和肌肉疾病。

(6)严重胸部创伤:如由于严重胸部创伤导致的连枷胸等。

2.预防性短暂呼吸机支持

手术麻醉的苏醒,重大的外科手术后,小儿心胸外科为预防术中术后呼吸功能紊乱,进行通气支持。

3.其他

呼吸功能不全者需进行纤维支气管镜检查;颈部和气管手术,通常采用高频通气支持。

(二)禁忌证

呼吸机使用无绝对的禁忌证,但有一些特殊疾病,需先行必要处理或需采取特殊的机械通气手段,归结为如下的相对禁忌证:①未经引流的气胸与纵隔气肿;②大量胸腔积液;③伴肺大泡的呼吸衰竭;④大咯血或严重误吸引起的窒息性呼吸衰竭;⑤严重心力衰竭继发性的呼吸衰竭;⑥低血容量性休克未纠正;⑦支气管胸膜瘘;⑧急性心肌梗死;⑨肺组织无功能。

（三）操作程序

1.评估患者

（1）全身情况：评估患者年龄、体重、病情、意识、是否有呼吸功能不全及发病相关因素。

（2）局部情况：患者是否建立了人工通气道（气管插管或气管切开）。

（3）心理状态：患者有无紧张、焦虑和恐惧等心理反应。

（4）健康知识：清醒的患者对使用呼吸机的相关知识的了解情况。

2.操作准备

（1）操作者准备：衣帽整洁，洗手，戴口罩。熟悉各种呼吸机的原理和操作方法。

（2）患者准备：患者及家属了解使用呼吸机的目的、方法、注意事项、配合要点及并发症。签署知情同意书，愿意接受和配合。

（3）用物准备：呼吸机及其管道、湿化器、无菌蒸馏水、完整的供氧设备、吸痰装置和用物，多功能监护仪、管道固定夹、模拟肺、电插板和抢救药物等。

（4）环境准备：环境整洁、安静，空气清新，湿度和温度适宜。

3.操作步骤

（1）呼吸机准备：①确认呼气阀和流量传感器等相关部件已正确安装，且已达到清洁消毒要求。②将呼吸机电源插头与外部交流电源相连。③将呼吸机氧气输入接口正确插入设备带氧气输出接口。④将呼吸机空气输入接口正确插入设备带空气输出接口。⑤连接呼吸机管道，确保吸气阀、呼气阀及加温湿化器接入正确，接入模拟肺。⑥加温湿化器，加医用纯净水或无菌蒸馏水至适合刻度。

（2）开机自检：接通电源，打开呼吸机和加温湿化器开关，待呼吸机自检，确认呼吸机正常运作。加温湿化器通电加温 5 分钟后方可给患者使用，温度一般设置为 32～36 ℃。

（3）正确选择通气模式：根据患者需要在呼吸机面板上选择通气模式。

（4）设置与调节参数：根据患者情况设定各参数，如潮气量、呼吸频率和吸入氧浓度等。

（5）设置报警上下限：包括工作压力、每分通气量和呼吸道阻力等，打开报警系统。

（6）连接人工气道：待模拟肺充气正常，再次检查管道连接正确，仪器无漏气无报警后，协助患者取舒适体位，取下模拟肺，连接延长管于患者的气管插管或气管切开套管处并固定。

(7)观察通气效果:密切观察患者的呼吸改善的情况,通气量合适时患者两侧胸壁运动对称,听诊两肺呼吸音清晰、一致,生命体征平稳。呼吸机与患者呼吸一致,提示机器工作正常。

(8)用物处理与健康指导:洗手和整理床单位,物品归还原处。向患者及家属交代呼吸机使用过程中的要求和注意事项。

(9)观察和记录:上机后严密监测生命体征、皮肤颜色和血气分析结果并做好记录,登记呼吸机开始使用的时间、有关呼吸模式及参数设置情况。

(四)护理要点

1.严密监测病情

观察患者原发病、生命体征、皮肤颜色、胸廓起伏和缺氧的改善等情况。使用呼吸机 30 分钟后做动脉血气分析。根据动脉血气分析的检测结果,随时调整呼吸机各种参数。重视报警信号并及时处理,保持呼吸道通畅。

2.预防院内感染

按医院感染管理规范,进行有效的洗手,是防止呼吸机相关性肺炎(ventilator associated pneumonia,VAP)最重要和最简便易行的措施。氧气面罩和一次性雾化吸入面罩专人专用,每次使用后用 75%酒精擦洗或酸性氧化电位水浸泡 10 分钟,彻底清洁消毒后,清水冲洗晾干备用。加强患者营养,做好生活护理,特别是口腔和皮肤护理。

3.加强安全管理

使用呼吸机期间,患者床旁备有简易呼吸囊、吸痰和供氧装置,若患者严重缺氧,应立即寻找原因(如套管口是否紧贴气管壁等)并及时处理。应锁住呼吸机可移动的轮子,防止滑动;保持机器与患者之间有一定的距离,防止患者触摸或调节旋钮。呼吸机管道脆、易折、易破,应固定牢靠,避免过分牵拉。在协助患者进行翻身、拍背时,应调节呼吸机支架,预留出一定空间。

(五)并发症的预防

1.呼吸系统感染

呼吸系统感染是最常见的并发症,可成为机械通气失败的主要原因。

(1)原因:①患者抵抗力下降;②使用广谱抗生素和激素;③人工气道的建立和吸痰等无菌操作;④气道湿化不足;⑤呼吸机消毒不严密。

(2)预防:应加强消毒隔离工作,在操作过程中严格执行无菌技术,加强对患者感染的预防与护理,包括防止误吸、加强口腔护理和人工气道护理。

2.通气不足

通气不足时呼吸机会显示低压报警,最可能的因素就是管道脱落和漏气。

(1)原因:①呼吸机与气管套管衔接不严。②气管插管或气管切开的气囊破裂。③气囊充气不足或漏气、封闭不严从而导致患者实际吸入的潮气量降低。④气道分泌物潴留、呼吸机管道积水或扭曲、打折和受压等,可导致潮气量降低。⑤呼吸机潮气量设定水平过低或呼吸机故障,导致送气量减少。⑥严重通气不足还可能引起低氧血症,患者可因缺氧或通气不足而危及生命。

(2)预防:患者一旦发生通气不足,应立即寻找原因,并针对病因进行处理。

3.通气过量

(1)原因:①潮气量呼吸频率调节不当,每分通气量太大可导致通气过度。②控制通气时,每分通气量设置过高。③容量辅助/控制通气时,自主呼吸频率过快。通气过度时,由于 CO_2 在短期内排出太快,$PaCO_2$ 急剧下降,体内 HCO_3^- 相对升高而发生呼吸性碱中毒。患者出现兴奋、谵妄和肌肉痉挛等神经系统兴奋症状,出现心律失常、低血压甚至抽搐和昏迷。

(2)预防:纠正过度通气应根据动脉血气分析的结果,调整潮气量和呼吸频率,适当降低通气量。

4.气压伤

(1)原因:吸气压峰值增高是导致气压伤的直接原因。

(2)预防:控制潮气量可以预防气压伤的发生,目前倾向于选用接近正常自主呼吸的潮气量(6~8 mL/kg),尽量使平台压≤30 cmH_2O。

5.肺不张

(1)原因:①通气量严重不足;②气管插管过深,插入右主支气管,导致左肺无通气而发生萎陷;③气道分泌物潴留;④肺部感染;⑤吸入纯氧时间过长,会导致吸入性肺不张。

(2)预防:监测和调整通气量,及时清除气道内分泌物,尽早将吸入氧浓度(FiO_2)降至50%以下。

6.患者与呼吸机对抗

患者呼吸与呼吸机不同步,出现人机对抗。

(1)原因:①患者自主呼吸与呼吸机不同步,患者自主呼气时,呼吸机送气,或呼吸机送气时,患者屏住呼吸,此时患者往往表现为烦躁,气道压力表上可表现为指针摆动明显。②潮气量波动,潮气量突然很小或很大,很不稳定。③清醒患者出现烦躁、躁动和焦虑,不耐受机械通气或气管插管。④严重者可出现呼吸频速、肋间肌等呼吸辅助肌参与呼吸动作、胸部与腹部出现矛盾运动和心动过速，甚至出现低血压和心律失常。

(2)紧急处理：当发现患者发生严重的人、机对抗时，特别是患者出现烦躁、呼吸困难和氧饱和度降低，甚至出现血压下降时，应立即紧急处理。处理步骤如下：①立即脱开呼吸机。②利用气囊或简易呼吸囊给予患者人工辅助呼吸，吸入气体应为纯氧。③进行快速的体格检查，特别是心肺功能检查。④注意生命体征监测指标的改变；⑤如果患者生命垂危，则立即处理威胁生命的可能的原因。

(3)病因处理：如果患者情况改善，则就人机对抗的有关原因逐项分析，并针对病因处理。①因耗氧量增加及产生 CO_2 增多而引起者，可增加通气量和 FiO_2，调节吸气速度和吸/呼比值。②烦躁和精神紧张引起的人、机对抗，可根据医嘱给予镇静剂和肌肉松弛剂等。③因痰液阻塞和气道痉挛者，立即有效吸痰以清理患者的气道，支气管痉挛者则应采取解痉措施。④自主呼吸频率过快、潮气量小而难于解决的，可根据医嘱使用呼吸抑制剂或肌肉松弛剂，以抑制患者自主呼吸，使其单纯依赖呼吸机达到有效的通气。⑤排除呼吸机本身的原因：检查呼吸机管道安装是否有误、管路是否通畅、呼气活瓣是否开放以及同步性能是否良好等。对于呼吸急促、烦躁不安、不能有效合作的患者，可利用简易呼吸囊进行过渡，或采用慢频率、低潮气量辅助呼吸逐步进行过渡，以增加呼吸频率和潮气量。

(六)无创呼吸机

1.优点

可间歇通气；无须插管；可应用不同通气方法；能正常吞咽饮食和湿化；容易脱机；生理性加温和湿化气体。

2.适应证

COPD；ARDS；Ⅰ型呼吸衰竭；Ⅱ型呼吸衰竭；手术后呼吸衰竭。

3.禁忌证

自主呼吸微弱，昏迷患者；不合作患者；呼吸道分泌物多及合并其他脏器症状；消化道出血者不宜使用。

4.操作注意事项

(1)使用时注意观察 T、R、BP、SpO_2 及神志变化，缺氧症状有否改善等。注意有无出现呕吐和误吸等不良反应。面罩压迫鼻梁，适当调整固定带松紧，口咽干燥适当加温及湿化，上呼吸道阻塞、肥胖和颈短的患者可置于侧卧位。

(2)根据病情调节呼吸机参数、潮气量、口鼻罩和鼻罩有无漏气。

(3)清醒患者每次进行无创通气时要进行解释,解除患者的恐惧感,同时指导患者与机器同步呼吸。

(4)使用无创正压通气达不到治疗效果或无效时,注意病情是否加重,对患者宣教措施有无落实,机器使用参数调节是否合理。

5.健康宣教

(1)首次使用:第一次使用呼吸机时,可能会感觉不适,属正常现象。做几次深呼吸,经过一段时间的自我调整,患者会逐渐适应这种新的感觉。

(2)起床:如果夜间需要起床,请取下面罩并关掉呼吸机。继续睡眠时,请重新戴好面罩并打开呼吸机。

(3)口部漏气:如果使用鼻面罩,治疗期间尽量保持嘴部闭合。口部漏气会导致疗效降低。如果口部漏气问题不能解决,则可以使用口鼻面罩或使用下颚带。

(4)面罩佩戴:面罩佩戴良好且舒适时,呼吸机的疗效最好。漏气会影响疗效,因此消除漏气非常重要。戴上面罩之前,清洗面部,除去面部过多的油脂,有助于更好地佩戴面罩且能延长面罩垫的寿命。

(5)干燥和鼻部刺激:使用过程中,可能会出现鼻部、口部和咽部干燥、打喷嚏、流鼻涕和鼻塞等现象,通常加上一个湿化器即可消除以上不适。

三、呼吸机的通气模式和监测

(一)通气模式

通气模式是指呼吸机在每一个呼吸周期中气流发生的特点,主要体现在吸气触发方式、吸-呼切换方式、潮气量大小和流速波形。目前临床上使用的通气模式很多,新的通气模式也在不断出现,以下介绍几种最常用的通气模式。

1.控制通气(CMV)

不管患者自主呼吸如何,呼吸机均按预调的通气参数给予患者正压通气。即患者的呼吸频率和潮气量完全由呼吸机控制,是患者无自主呼吸或呼吸较弱时最基本最常用的支持通气方式。适应证:呼吸停止、神经肌肉疾病引起的通气不足、麻醉和手术过程中应用肌肉松弛药后。

2.辅助通气(AMV)

机械通气依靠患者自主吸气(压力感知或流量感知)触发,通气频率取决于患者的自主呼吸潮气量和预设值的大小。呼吸机工作与患者吸气同步,可减少患者做功。辅助/控制呼吸(A/C)可直接转换,当患者自主呼吸触发呼吸机时,进行辅助呼吸。但患者无自主呼吸或自主呼吸微弱不能触发呼吸机时,呼吸机自动切换到控制呼吸。适用于自主呼吸存在,但每分通气量不足的患者。

3.间歇正压通气(IPPV)

不论患者自主呼吸如何,呼吸机均按预调的通气参数给予患者间歇正压通气。主要用于自主呼吸的患者。

4.同步间歇正压通气(SIPV)

SIPV 与 IPPV 的区别在于由患者自主吸气触发呼吸机供给 IPPV 通气。

5.间歇指令通气(IMV)和同步间歇指令通气(SIMV)

IMV 是指呼吸机按预设的呼吸频率给予 CMV,除此之外,也允许患者进行自主呼吸,容易出现人机对抗。SIMV 弥补了这一缺陷,即呼吸机预设的呼吸频率由患者触发,若患者在预设的时间内没有出现吸气动作,则呼吸机按预设参数送气,增加了人机协调,在呼吸机提供的每次强制性通气之间允许患者进行自主呼吸,以达到锻炼呼吸肌的目的。这种通气模式用于一般撤机前的过渡准备。由于两通气模式包含了 CMV 的成分,可以定容(常用),也可以定压。

6.分钟指令通气(MMV)

MMV 可解决 IMV 撤机过程的困难。对于自主呼吸不稳定者,IMV 不能保证其获得恒定的通气;MMV 每分通气量恒定,可保证患者撤机过程的安全。当患者自主呼吸降低时,该系统会主动增加机械通气水平;相反,恢复自主能力的患者,在没有改变呼吸机参数的情况下会自动将通气水平越降越低。

7.呼吸末正压(PEEP)

吸气由患者自发或呼吸机发生,而呼气终末借助于装在呼气端的限制气流活瓣(阻力阀)等装置,使呼吸末气道压力高于大气压。初次使用呼吸机时,一般不主张立即应用或设置 PEEP,因为有加重心脏负担、减少回心血量及心排血量,易引起肺气压伤等可能,主要用于 ARDS 的患者,使其在呼气终末时,保持一定的肺内压,防止肺泡塌陷。使用时从低 PEEP 值开始逐渐增至最佳 PEEP 值。所谓最佳 PEEP 值,是指既能增加 PaO_2、功能残气量、肺的顺应性和减少肺内分流,又不影响心排血量,不产生气压伤的 PEEP 值。PEEP 和 CPAP 是用于辅助自主呼吸的正压模式,可以单独使用,也可以与 IMV/SIMV 联合使用。

8.持续气道正压(CPAP)

患者通过按需活瓣快速、持续正压气流系统进行自主呼吸,正压气流大于吸气气流,呼气活瓣系统对呼出气流给予一定的阻力,使吸气期和呼气期气道压均高于大气压。呼吸机内装有灵敏的气道测量和调节系统，随时调整正压气流的流速。气道处于持续正压状态，可以防止肺和气道萎缩，改善肺顺应性，减少吸气阻力。主要用于呼吸中枢功能正常，具有较强自主呼吸能力的患者和撤机前。

9.压力支持通气(PSV)

自主呼吸期间，患者吸气相一开始，呼吸机即开始送气并使气道内迅速上升到预置的压力值，并维持气道压在这一水平，以帮助克服阻力及扩张肺，减少患者的呼吸做功。每次通气均由患者触发，呼吸机给予支持，而呼吸频率和呼吸方式则由患者控制。主要用于有一定自主呼吸能力、呼吸中枢驱动稳定或要撤机的患者。

(二)通气功能的监测

1.潮气量(TV)

潮气量是患者每次呼吸所吸入的气体量。潮气量监测分为吸气潮气量和呼气潮气量。呼吸机可直接监测吸气和呼气潮气量，须与呼吸频率配合，以保证一定的每分通气量。为了避免气压伤的发生，目前倾向于选择较小的潮气量，一般成人 8～15 mL/kg(平均 10 mL/kg)，儿童 5～6 mL/kg。潮气量反映患者的通气功能，吸气潮气量与呼气潮气量的差异反映呼吸机或气管插管是否漏气。

2.每分通气量(MV)

MV 是患者每分钟呼吸所吸入的气体量，为潮气量与呼吸频率的乘积(MV=VT×RR)。MV 成人 90～120 mL/kg，儿童 120～150 mL/kg。MV 的正常值为 6～8 L/min，其监测可反映患者的通气功能，并指导呼吸机调整，设置 MV 时，一般先确定 VT，间接设置 MV。

3.呼吸频率(RR)

呼吸频率是患者每分钟的呼吸次数，正常呼吸频率为 16～20 次/分。呼吸频率是呼吸机治疗最常用的参数，反映患者的通气功能及呼吸中枢的兴奋性，适当减少呼吸频率可以减少无效腔通气量，减少呼吸做功，有助于患者自主呼吸与呼吸机的协调。因此，使用呼吸机一般主张成人 12～16 次/分，儿童20 次/分，婴幼儿 30 次/分，新生儿 40 次/分。

4.动脉血 CO_2 分压

通过动脉血气分析，测定动脉血 CO_2 分压，可反映患者的通气功能状态，正常值为 4.7～6.0 kPa(35～45 mmHg)。

5.吸/呼时间(I/E)

吸/呼时间是指吸、呼气时间各占呼吸周期中的比例，是重要的机械通气参数。其数值的设定主要依据是对患者呼吸病理生理学改变特点的分析。呼吸功能基本正常者，一般将 I/E 按1∶1.5～1∶2 调节。

(1)阻塞性通气障碍的患者：I∶E 选择为 1∶2～1∶2.5，并配以慢频率，有利于 CO_2 气体排出。

(2)限制性通气障碍的患者：可增大 I/E，1∶1～1∶1.5。

(3)ARDS 的患者：用反比通气(I/E>1，即吸气时间大于呼气时间)，一般只在 PEEP 治疗无效的 ARDS 和重症哮喘时应用。

(三)换气功能的监测

1.动脉氧分压

动脉氧分压是反映肺换气功能的指标，正常值是在海平面、平静状态下，呼吸空气时>12.0 kPa(90 mmHg)。动脉血氧分压的监测可指导呼吸机模式的选择和吸入氧浓度的调整。

2.血氧饱和度的监测

血氧饱和度的监测是一种无创性、连续的动脉氧饱和度监测方法。该方法是根据氧合血红蛋白与还原血红蛋白在两个不同波长的吸收不同的光亮而推算出 SpO_2。

3.吸入氧浓度(FiO_2)与吸入氧分压

吸入氧分压＝吸入氧浓度×(大气压－水蒸气)。调节 FiO_2 的原则是能使 PaO_2 维持在8.0 kPa(60 mmHg)的前提下，尽量使用较低的 FiO_2，应根据 PaO_2 结果来调节 FiO_2。肺内病变轻者可以吸入 30%～40%的氧，中度和重度病变者，可吸入 40%～60%的氧；在机械通气之初或存在低氧血症时可给予高浓度氧，甚至短时间内吸入 100%纯氧，但一般吸入纯氧时间不宜超过 30 分钟。70%以上 FiO_2，吸入不要超过 24 小时，以防氧中毒，如 FiO_2 已达 60%，而低氧血症仍不能改善，则不能盲目提高吸入氧浓度，可试用 PEEP 或延长吸气时间。低氧血症明显改善的患者，应将 FiO_2 设置在 40%左右。

(四)气道压力的监测

定容型呼吸机不需设置通气压力。对于定压型呼吸机通气压力与潮气量直接相关，设置通气压力阈值，应高于维持潮气量所需压力，吸气时压力为正压，一般成人为 15～20 cmH_2O，小儿 8～20 cmH_2O，呼气时压力迅速下降至“0”。在某些情况下，肺水肿、ARDS 和广泛肺纤维化时，肺顺应性降低，需要适当提高吸气压力，才能达到满意的潮气量。气道压力过高可产生气道损伤，影响循环功能。增大潮气量、加快呼吸频率和吸入气流速度，以及使用 PEEP 时，均使平均气道压升高。如气道压力突然降低，可能是通气导管系统漏气。如突然升高可能是气道或呼吸机管路系统堵塞、肺顺应性下降和肌张力增高。

1.峰压力

呼吸机送气过程中最高压力，患者的吸气峰压一般为 15～20 cmH_2O，不宜超过 30 cmH_2O。

2.平台压力

平台压力为吸气末吸气和呼气阀均关闭，气流为零时的气道压力，接近肺泡峰值压力。

3.平均压力

平均压力为整个呼吸周期的平均气道压力，间接反映气道压力。

4.呼吸末压力

呼吸末压力为呼气即将结束时的压力，等于大气压或呼气末正压。

(五)报警限

1.无呼吸报警

当过了预设时间(通常为 10～20 秒)而呼吸机未感知到呼吸时，无呼吸报警即启动，可能是呼吸机管路脱开、气道或管道阻塞、患者无呼吸努力等情况。

2.呼吸频率报警

当患者自主呼吸过快时，为防止过度通气而报警。

3.压力报警

上限为高于患者吸气峰压的 5～10 cmH_2O，吸气峰压过高容易造成肺的气压伤，并对循环产生不良影响，下限为保证吸气的最低压力水平。

4.容量报警

当实际测得呼出的气体量少于或大于呼吸机的预设水平时报警，以设定的 VT 或 MV 上下 10%为上下报警限。容量报警主要为保障患者的通气量或潮气量而设置，对预防因漏气和脱机具有重要意义。

5.气源报警

呼吸机气源报警有吸入氧浓度 FiO_2 报警和氧气或空气压力不足报警，FiO_2 报警以设置 FiO_2 的上下 10%～20%为报警限。氧气或空气压力不足时通知中心供氧室调整或更换氧气瓶以确保供气压力。

四、人工气道管理

建立人工气道，及时、准确地应用机械通气，能迅速改善患者的缺氧状况，防止重要脏器的组织损害和功能障碍,是抢救呼吸衰竭患者的重要手段。气道护理的目的是维持气道通畅,保证肺通气和换气过程的顺利进行,改善缺氧状况,预防并发症的发生。

(一)保持人工气道的通畅

保持人工气道通畅最有效的方法是根据分泌物的颜色、量和黏稠度等情况,按需进行气管内吸痰。吸痰是利用机械吸引的方法,将呼吸道分泌物经口、鼻或人工气道吸除,以保持呼吸道通畅的一种治疗方法。

1.操作程序

(1)操作前准备:①取吸痰管时应戴无菌手套,使用一次性的无菌吸痰管和无菌生理盐水等。②吸痰前必须预充氧并消除呼吸机报警,接受机械通气的患者,可通过吸入纯氧3～5分钟达到预充氧的目的。③吸痰前,可向气道内注入3～5 mL生理盐水,或给予超声雾化吸入,进行稀释后再吸引。④调节负压:一般成人40.0～53.3 kPa(300～400 mmHg),儿童33.3～40.0 kPa(250～300 mmHg)。⑤吸少量生理盐水,检查导管是否通畅,同时润滑导管前端。左手脱开呼吸机,置于无菌纸上。

(2)吸痰手法:可按照送、提、转手法进行操作。①送:在左手不阻塞负压控制孔的前提下,或先反折吸痰管以阻断负压,右手持吸痰管,以轻柔的动作送至气道深部,最好送至左右支气管处,以吸取更深部的痰液。②提:在吸痰管逐渐退出的过程中,再打开负压吸痰,或左手阻塞吸痰管负压控制孔产生负压,右手向上提拉吸痰管,切忌反复上下提插。③转:注意右手边向上提拉时,边螺旋转动吸痰管,能更彻底地充分吸引各方向的痰液,抽吸时间断使用负压,可减少黏膜损伤,而且抽吸更为有效。

(3)吸痰后护理:与呼吸机连接,吸入纯氧。生理盐水冲洗吸痰管后关闭负压。检查气管套管和气囊。听诊。安慰患者取舒适体位,擦净面部,必要时行口腔护理。观察血氧饱和度变化,调节吸入氧浓度。整理用物、洗手和记录:吸痰前后面色、呼吸频率的改善情况,痰液的颜色、性质、黏稠度、痰量及口鼻黏膜有无损伤。

2.护理要点

(1)严格执行无菌操作:操作者左手为清洁,右手为无菌,吸痰过程中切忌污染。人工气道抽吸后,可使用同一吸痰管抽吸口、鼻和咽腔,但抽吸过口鼻咽腔后的吸痰管,绝不可再抽吸气管切开处。气管切开患者,每进入气管抽吸一次,均应更换吸痰管。吸引瓶须及时倾倒。

(2)手法正确:插管时不可使用负压,以免过度抽吸肺内气体,引起肺萎陷。切忌反复上下提插和吸痰管在一处长时间抽吸,以免损伤致气管黏膜,产生肺部感染或支气管痉挛等不良后果。吸痰时吸痰管不宜插入过浅,在气道内负压吸引的时间不应超过 10 秒,抽吸不必过于频繁,一次吸引不超过 3 次,避免损伤气管,必须反复吸引时,两次抽吸间隔 3～5 分钟。吸痰管每次退出后用生理盐水将接头和管道内的分泌物抽吸冲净,防止阻塞。

(3)动作轻柔:插入吸痰管过程中,如感到有阻力,应将吸痰管略微后退 1～2 cm,以免引起支气管过度嵌顿和损伤。吸痰时遇有阻力时,应分析原因,不可强行操作。患者生命体征平稳,可变换体位和拍背等振动气管使痰液松动易于吸出。吸痰过程中,随时擦净患者面部污染物。

(4)按需吸痰:吸引频率应根据分泌物的量、黏稠度和抽吸情况决定,呼吸道被痰液堵塞、窒息,应立即吸痰。气道内分泌物的抽吸不应作为常规操作,当患者有气道分泌物潴留的表现时,如患者不安,脉搏和呼吸速率增加,人工通气管中可见黏液泡,肺部听诊可闻及痰鸣音,呼吸机最高气道压力增加或报警等才有抽吸的指征。过多的抽吸反而刺激黏膜,使分泌物增加。

(5)密切监测生命体征:抽吸期间应密切注意心电监测,一旦出现心律失常,心率加快或 $SpO_2<90\%$,应立即停止抽吸,并球囊加压给纯氧,待病情稳定后再次行吸引。

(6)并发症的预防。①低氧血症:吸痰时,吸痰管插入气道,负压吸引抽吸将肺内的富氧气体吸出,从吸痰管周围卷入的气体是氧浓度较低的空气,结果容易导致低氧血症。吸痰前通过充分的预充氧,可提高机体内氧贮备是防治低氧血症的重要措施。还可利用 Y 形接管或三通管的侧孔吸痰,可使吸痰时不中断氧疗(不脱开呼吸机或氧疗系统)。②心律失常:主要与低氧血症引起心肌缺氧,或气道黏膜受刺激后导致迷走神经兴奋有关,吸痰导致的急性低氧血症多数患者往往表现为心动过速,重新吸入高浓度氧后,心率逐渐降低,少数患者表现为心动过缓。正确、轻柔的操作可减少心律失常的发生。边吸引边观察监护仪上心率和心律变化,若出现心率骤然下降或心律不齐,需暂停吸引,待缓解后再重复操作。③低血压:与迷走神经兴奋引起心动过缓有关,导致静脉回流和心每搏量明显减低。④肺不张:吸痰管直径过大或负压过大时易于发生,应选用粗细合适的吸痰管和适当负压。⑤气管出血:与吸痰方法不正确损伤气管黏膜和气囊未及时定期放气而长期压迫导致气管黏膜糜烂等有关,临床表现为血痰增多或在痰液中发现新鲜血液。避免深部长时间和大负压的抽吸,可有效减少气管黏膜损伤。

(二)保持人工气道的湿化

人工气道的建立使患者丧失了上呼吸道对气体的加温和加湿的作用,吸入干燥低温的气体未经过鼻咽腔易引起气管黏膜干燥和分泌物黏稠,造成分泌物潴留,发生肺不张,增加了肺部感染的机会。所以,必须保证人工气道充分的湿化。

1.补充液体

给予充足的液体摄入,保证全身液体量充足。

2.湿化方法

气道湿化的主要手段有加温湿化器、雾化器、气道内注入或滴入生理盐水。

(1)加温湿化器:患者在机械通气时使用。①温度:加温湿化器的温度应在34~36 ℃为宜,经湿化的气体温度在32~35 ℃,相对湿度应达到100%。②溶质:加温湿化器罐内只加无菌蒸馏水或灭菌注射用水,并每天更换,禁用生理盐水或加入药物,因为溶质不蒸发,将在罐内形成沉淀。③湿化量:加温湿化器罐内的上下指示线内恰当加水,尤其要注意防止水蒸干造成仪器损坏;湿化量每天250~500 mL,如痰液稀薄而量多,咳嗽频繁,听诊痰鸣音多,造成患者烦躁不安,发绀加重,气道不畅需频繁吸引,即提示湿化过度。

(2)持续气道湿化:目前临床上病情稳定且处于脱机状态时,可使用输液泵或微量注射泵24小时滴注泵入0.9%氯化钠溶液以达到自动、匀速、持续和充分湿化气道的目的。此方法不仅增加了护理安全性,减少交叉感染机会,而且具有以下优点:①药液滴入均匀,对气道刺激性小,几乎不引起刺激性咳嗽,增加患者舒适感。②持续湿化符合气道持续丢失水分的湿化生理要求,达到湿润气道黏膜,稀释痰液,保持黏膜纤毛正常运动,痰液自行咳出,从而减少吸痰次数及吸痰导致的气管黏膜损伤出血和低氧血症,同时分泌物引流通畅,减少肺部感染发生的机会。③持续保持呼吸道黏膜用药浓度,达到局部预防和治疗感染的目的。④减少护理人员的工作量,更重要的是提高了人工气道护理质量。使用时剪去针头部分,将无菌的头皮针细管注入气管套管内3~5 cm,将外露的余管弯曲并用胶布固定,湿化液使用微泵持续推注,通常开始速度4~6 mL/h,可根据室内温度和患者呼吸道分泌物的黏稠度调节流速,一般5~8 mL/h,不超过10 mL/h,以痰液稀薄易于吸出,患者无呛咳和呼吸平稳为宜,每24小时更换用物。

(3)间断性定时气道内湿化:用注射器(去掉针头)直接自套管内滴入生理盐

水 3～5 mL，每 30～60 分钟一次，能引起患者刺激性咳嗽，使湿化的痰液咳出。

(三)人工气道固定

1.经口气管内插管的固定

选用适当的牙垫，防止患者牙齿咬合时将导管咬扁。导管固定要牢靠，要先行将导管与牙垫固定，再将外露部分固定于颊部，避免导管上、下滑动损伤气道黏膜及滑入一侧支气管。

2.气管切开导管的固定

系带的松紧应以容纳一个手指为宜，注意不要打活结，以免自行松开而导致导管脱出。

(四)雾化吸入治疗

有些呼吸机本身有雾化装置，使药液雾化成 3～5 μm 的微粒，可达小支气管和肺泡发挥其药理作用。昏迷患者也可将雾化吸入的面罩直接置于气管切开造口处或固定于其口鼻部，每天 4～6 次，每次10～20 分钟，患者清醒时嘱其深呼吸，尽量将气雾吸入下呼吸道。常用的药物有 β_2 受体激动剂和糖皮质激素等，以扩张支气管。更换药液前要清洗雾化罐，以免药液混淆。使用激素类药物雾化后，及时清洁口腔及面部。

五、呼吸机的撤离

(一)撤离的指征

进行机械通气的原发病得到有效控制，患者自主呼吸平稳能维持机体适当的通气，咳嗽和吞咽反射良好，血流动力学稳定，电解质紊乱已纠正，神志恢复正常；FiO_2 已降至 40%以下；血气分析正常。

(二)撤离呼吸机的方法

1.快速撤机法

对病情较轻，使用人工呼吸机时间较短的患者，可试验性停机，给予低流量吸氧，如无明显异常可直接撤离呼吸机。

2.间断撤机法

定时进行呼吸机撤离，开始时间不宜长，可先在白天进行间歇辅助呼吸，停机时间根据病情从 15～20 分钟开始，随着患者耐受程度的提高，以后逐渐延长撤机时间，然后过渡到白天撤机，夜间辅助 1～2 天后直到完全撤机。逐渐停机过程中，如停机失败可再开机，待患者病情稳定、缓解后应积极撤机。

3.SIMV 撤机法

逐渐减少通气的次数，呼吸频率从 12 次/分逐渐减少至 4 次/分可停机改用导管内吸氧。

4.PSV 撤机法

早期可用较高的压力，随患者病情好转，压力逐渐减低，直至压力为零。目前临床较为常用，一般不出现人机对抗现象，且可以减轻患者呼吸肌疲劳，利于自主呼吸的恢复。

5.SIMV＋PSV 撤机法

SIMV＋PSV 撤机法既可减少通气次数，又可以改变支持压力的水平，效果也较好。

(三)撤离呼吸机的程序

1.撤机前准备

做好解释工作，消除患者心理上的不安和依赖；锻炼患者自主呼吸功能，训练有效咳嗽；根据患者的情况选择合适的撤离呼吸机方法，循序渐进，不可操之过急，逐渐提高患者的耐受程度，保证撤离呼吸机的成功；应密切观察脉搏、血压、呼吸及血气变化，如有缺氧、呼吸加速及血气变化，及时应用呼吸机并缩短间歇时间。

2.撤机

当患者具备完全撤离呼吸机的能力后，按以下 4 个步骤进行。①撤离呼吸机：关闭呼吸机开关，拔除电源插头，拔除气体接口；②气囊放气；③拔管（气管切开除外）；④吸氧。

3.撤离失败

在撤离呼吸机后，患者自主呼吸不能维持 24 小时以上者属于撤离失败；如患者出现呼吸节律不规则、呼吸频率加快或伴有心动过速及多汗时，亦应考虑撤离失败。

第三节　心肺脑复苏技术

早年所谓的“复苏”主要指心肺复苏（cardiopulmonary resuscitation，CPR），

是针对呼吸停止和心脏停搏的患者所采取的抢救措施，即用心脏按压或其他方法形成暂时的人工循环并恢复心脏自主搏动和血液循环，用人工呼吸并恢复自主呼吸，达到复苏和挽救生命的目的。但接受现场 CPR 且存活者中有10%～40%遗留明显的永久性脑损害。而现代的“复苏”则泛指有关抢救各种危重患者所采取的紧急医疗措施，其重点不仅是自主呼吸和心跳的恢复，更重要的是中枢神经系统功能的恢复，抢救之初即应积极防治脑细胞的损伤，力争脑功能的完全恢复，所以，复苏的概念已由心肺复苏扩展为心肺脑复苏（cardiopulmonary cerebral resuscitation，CPCR）。心肺复苏后脑功能的恢复，成为衡量复苏成败的关键。

国际标准完整的 CPCR 包括基本生命支持（basic life support，BLS）、进一步生命支持（advanced cardiovascular life support，ACLS）和延续生命支持（prolonged life support，PLS）三部分。心肺脑复苏的急救技术在平时、战时，在病房、手术室以外的各种场合均可出现，作为医护人员，应掌握心跳、呼吸骤停抢救的基本知识和方法，越早抢救，复苏的成功率越高。

一、基础生命支持

基础生命支持又称初期复苏或现场心肺复苏，是针对由于各种原因导致的心搏骤停，在 4～6 分钟内所必须采取的急救措施之一，目的在于尽快挽救脑细胞在缺氧状态下的坏死（4 分钟以上开始造成脑损伤，10 分钟以上即造成脑部不可逆之伤害），因此施救时机越快越好。基本生命支持是心搏骤停后抢救生命的基础，成年人基础生命支持主要包括一系列的支持/干预技术：判断患者的反应和对突发心搏骤停立即确认、启动急救医疗服务系统（EMSS）、及早实施高质量的心肺复苏以及迅速除颤。CPR 适用于心脏病突发、溺水、窒息或其他意外事件造成之意识昏迷，并有呼吸及心跳停止之状态。

（一）单人心肺复苏的徒手操作

1.判断环境是否危险

发现患者倒地，确认现场是否存在危险因素，以免影响救治和造成人员的再次伤亡。

（1）评估现场：现场的安全、引起的原因和受伤人数等；急救者自身、伤病者及旁观者是否身处险境；伤病者是否仍有生命危险存在；判断现场可以应用的资源及需要何种支援，采取何种救护行为等。

（2）保障安全：首先确保自身安全，清楚明了自己的救护能力极限，在不能消除潜在危险因素时,安全果断实施救护。现场无危险时,应就地实施抢救。

(3)个人防护设备:个人应采用防护设备,阻止病原体侵入人体。

2.判断患者意识反应

注意做到轻拍重唤,轻拍患者肩部或摇晃躯体,并高声呼叫:"喂!你怎么啦?"患者有反应,会慢慢睁开眼睛或动动头或肢体,说明患者意识存在;如无反应,说明患者意识丧失,立即呼救。请求他人拨打电话,与急救医疗救护系统联系。若为婴幼儿可通过掐捏四肢和足跟的疼痛刺激来观察,若大声啼哭,说明婴儿意识存在;若无反应,说明婴儿意识丧失。判断意识要求准确迅速,应在10秒以内完成。

3.呼救和准备电除颤仪

如现场只有一个目击者,也即是抢救者,则先进行1分钟的现场心肺复苏后,再联系求救,叮嘱救护人员准备电除颤仪。对未经培训的过路施救者鼓励其实施只动手(只做胸部按压)的CPR。如现场有多个目击者,则呼救与抢救同时进行,迅速准备电除颤仪,争分夺秒地抢救患者。

4.置于复苏体位

立即将患者去枕平卧于平地或硬板床上,双上肢自然置于躯干两侧,如患者睡软床,应在其肩背下垫一心脏按压板。如果患者侧卧或俯卧时,将头、肩和躯干保持在同一个轴面上,同步整体翻转,避免躯干扭曲。

5.判断脉搏

检查脉搏应通过触摸颈动脉判断,而不可选择桡动脉。以示指和中指先触及气管正中部的喉结(即环状软骨),再滑向一边2~3 cm,在气管旁软组织深处与胸锁乳突肌前缘的沟内,触摸颈动脉的搏动。检查时间不超过10秒。如不能确定循环是否停止,也应立即进行胸外心脏按压。

6.胸外心脏按压

在给予人工呼吸之前,开始胸部按压,保证完成高质量的CPR。胸外心脏按压是重建循环的重要方法,正确的操作可使心排血量达到正常时的1/4~1/3、脑血流量可达到正常时的30%,保证机体最低限度的需要。通过按压胸骨,使胸腔内压力增高,促使心脏排血。放松时,胸腔内压力降低,且低于静脉压,从而使静脉血回流于右心,即"胸泵原理";另外,心脏受到直接挤压也产生排血。放松时,心腔自然回弹舒张,使得静脉血回流于右心,即"心泵原理"。多数学者认为,胸外心脏按压能建立人工循环是这两种机制共同作用的结果。

(1)按压部位:按压部位原则上是胸骨下半部,常用以下定位方法:①用触摸颈动脉的示、中指并拢，中指指尖沿患者靠近自己一侧的肋弓下缘，向上滑动至两侧肋弓交汇处定位，即胸骨体与剑突连接处。②另一手掌根部放在胸骨中线上，并触到定位的示指。③然后再将定位手的掌根部放在另一手的手背上，使两手掌根重叠。④手掌与手指离开胸壁，手指交叉相扣握紧。

(2)按压姿势：操作时根据患者身体位置的高低，站立或跪在患者身体的任何一侧均可。必要时，应将脚下垫高，以保证按压时两臂伸直、下压力量垂直，两肩正对患者胸骨上方，两臂伸直，肘关节不得弯曲，肩、肘、腕关节成一垂直轴面；以髋关节为轴，利用上半身的体重及肩、臂部的力量垂直向下按压胸骨。

(3)按压深度：一般要求按压使胸骨下沉深度>5 cm，约为胸廓厚度的1/3，可根据患者体形大小等情况灵活掌握，按压时可触到颈动脉搏动效果最为理想。

(4)按压频率：>100次/分，口对口吹气与胸外心脏按压的比例操作为2∶30，即每做两次口对口吹气后，立即做30次胸外心脏按压。

(5)注意事项：①确保正确的按压部位。此既是保证按压效果的重要条件，又可避免和减少肋骨骨折的发生以及心、肺、肝脏等重要脏器的损伤。部位过低可使胃内容物反流或损伤腹部脏器，如剑突折断而致肝破裂；部位过高可伤及大血管；部位不在中线而向两侧错位，易致肋骨骨折和肋软骨交界处骨折，引起气胸和血胸等并发症。②按压的姿势要正确。双肩位于双手的正上方，垂直向下用力，以避免肘部弯曲，而导致用力不垂直，按压力量减弱，达不到按压深度；同时按压时勿左右摆动。双手重叠，应与胸骨垂直。如果双手交叉放置，则使按压力量不能集中在胸骨上，容易造成肋骨骨折。③按压速度和力度要求。按压应有力、均匀、快速。力度过轻达不到按压效果，过重易造成各种损伤。按压速度不自主的加快和减慢，也会影响按压效果。不要冲击式地猛压猛放，按压时两手掌交叉，放松时掌根紧贴在胸骨上，但手指不能压在胸壁上。冲击式按压不但效果差，而且容易导致胸骨和肋骨骨折或重要脏器的损伤。每次按压应使胸廓充分回弹恢复原状，避免过度通气。④按压放松要求。按压与放松的时间要相等，以使心脏能够充分排血和充分充盈。放松时定位的手掌根勿离开胸骨定位点，避免造成下次按压部位错误，引起骨折。同时应尽量放松，应使胸骨不受任何压力，使胸廓能充分回弹扩张，促进血液回流到心脏。操作过程中无论进行气道开放、除颤或给药等其他任何操作中断不应超过10秒，均应保证胸外按压间断时间的最短化。如患者没有人工气道，吹气时稍停按压；如患者插有人工气道，吹气时可不暂停按压。⑤胸外心脏按压的有效指征。有呻吟或眼球和肢体挣扎活动；可触及大动脉搏动；肱动脉收缩压≥8.0 kPa(60 mmHg)；呼吸状态改善或出现自主呼吸;缺氧情况明显改善,面色、口唇、指甲床及皮肤颜色由发绀转为红润;扩大的瞳孔逐渐回缩或出现睫毛反射;有心电监护者,可出现心脏波形改善。

7.通畅气道

通畅气道是人工呼吸的首要步骤。当心搏停止和意识丧失后,全身肌张力下降,包括咽部肌张力下降,导致舌根因重力后坠,压迫咽后壁,舌骨同时后退,声门趋于关闭,造成气道梗阻。患者有自主呼吸时,吸气时气道内呈负压,也可将舌、会厌或两者同时吸附到咽后壁,产生气道阻塞。头部后伸可使气道开放,同时将下颌向前推移,可使舌体离开咽喉部。

(1)徒手气道开放术:是最便捷的开放气道方法。

(2)清除口咽部异物:急救者将大拇指及其他手抓住患者的舌和下颏部,拉向前解除阻塞,然后用另一手的示指(以指套或纱布保护)沿患者颊内侧伸入口腔深处,直至舌根部,掏出口腔内异物,如食物、呕吐物、血块、脱落的牙齿、泥沙和义齿等,应尽快清理,否则也可造成气道阻塞。本法仅限于患者意识丧失时应用。

(3)其他解除呼吸道梗阻方法:成人可挤压上腹部;儿童、婴幼儿捶背或胸部冲击。如在急诊室或ICU,可采用口咽通气道、气管内插管、环甲膜穿刺术或气管切开术。

(4)注意事项:①在CPR的全过程中,应使气道始终处于开放状态。②无论选用何种开放气道的方法,均应使耳垂与下颌角的连线和患者仰卧的平面垂直,气道方可开放。③院前急救或现场单人急救操作时,将患者垫高肩部或撤除枕头,使其头部尽量后仰过伸,从而使气道自行保持直而通畅。④对有气道异物梗阻(foreign body airway obstruction,FBAO)的识别,应及时清除。

8.判断有无呼吸

开放气道后,立即将一侧耳部贴近患者的口鼻部,通过“一看、二听、三感觉”来判断患者有无呼吸。“一看”即用眼睛观察患者胸部或上腹部有无起伏运动;“二听”即用耳朵听患者口鼻是否有呼吸音;“三感觉”即用面颊感觉患者是否有气流呼出。判断时间不得超过10秒,并应以看为主。如断定患者有呼吸,则保持呼吸道通畅,并置患者于昏迷体位;若无呼吸,需保持患者于仰卧位,并进行人工呼吸。

9.人工呼吸

胸外心脏按压30次后立即开放气道,再进行口对口人工呼吸。口对口吹气是一种快捷、有效的人工通气方法。空气中含氧气21%,呼出气体中仍含氧气约16%，可以满足患者的需要。如口腔严重损伤，不能口对口吹气时，可口对鼻吹气等其他方法。

(1)口对口人工呼吸：在仰面-举颏法的基础上，急救者压额手的拇指和示指捏紧患者鼻孔，急救者吸足一口气后，用双唇严密地包住患者的口唇外缘，形成一个封闭腔，以中等力量将气吹入患者口内，不要漏气。每次吹气持续时间：成人为两秒以上，儿童为1～1.5秒。每次吹气量700～1 000 mL(或10 mL/kg)，吹气时见到患者胸部出现起伏为有效标准。当看到患者的胸廓扩张时停止吹气，离开患者的口唇，松开捏紧患者鼻翼的拇指和示指，以利患者被动吐气，同时侧转头吸入新鲜空气，再施二次吹气。如果只进行人工通气(有脉搏无呼吸者)，通气频率应为10～12次/分(每5秒吹气一次)。

(2)口对鼻人工呼吸：对有些患者实施口对鼻人工呼吸较口对口人工呼吸效果更佳，适用于口部外伤、张口困难、牙关紧闭、颈部严重损伤者或急救者不能做到将患者的口部完全包紧时。在保持气道通畅的情况下，急救者于深吸气后以口唇包住患者的鼻孔，用力向其鼻孔内吹气，吹气时应用一手提起患者的颏部，使上下唇闭拢，防止气体从口唇部逸出，呼气时松开提起的颏部。

(3)使用简易呼吸囊进行人工呼吸：专业人员也可选择其他通气方式，如球囊-面罩和气管插管等。简易呼吸囊又称加压给氧气囊(AMBU)，由一个有弹性的球形皮囊、三通呼吸活门、衔接管和面罩组成。在皮囊后面空气入口处有单向活门，以确保皮囊舒张时空气能单向流入；其侧方有氧气入口，有氧气条件下可自此输氧10～15 L/min，可使吸入氧气浓度达到40%～60%。在保持气道通畅的前提下，急救者将简易呼吸器面罩扣住患者的口鼻，一手固定面罩(EC手法)使面罩与患者面部紧密衔接，一手通过挤压气囊的1/3～2/3将空气或氧气送入肺中以达到人工通气的目的。

(4)注意事项：①人工呼吸前准备。有义齿者应先取下，在操作前清除患者口咽部的分泌物或堵塞物，如痰液、血块和泥土等。吹气时如无胸部起伏或感觉阻力增加，应考虑到气道未开放或气道内存在异物阻塞。②预防交叉感染。为防止交叉感染，人工呼吸时可将一薄层织物覆盖在患者口或鼻上。③吹气要求。吹气量需视年龄不同而异，吹气过量过猛可引起胃胀气，有无漏气以胸廓上抬为准。吹气时间宜短，以占一次呼吸周期的1/3为宜。吹气时暂停按压胸部。吹气过程中，应始终观察患者胸部有无起伏运动。吹气时如无胸部起伏或感觉阻力增加，应考虑到气道未开放或气道内存在异物阻塞。④方法合适。如果患者尚有微弱呼吸，人工呼吸应与其自主呼吸同步进行。婴幼儿，对口鼻同时吹气更易实行。有条件时，采用口对口人工呼吸专用面罩、口咽通气管或简易呼吸囊等方法，使患者得到充分氧气供应，改善组织缺氧状态。如呼吸迟迟不恢复，即考虑有脑水肿影响呼吸中枢。⑤通气有效的指征。随被动人工呼吸看到患者胸廓规律有效起伏；于呼气时听到或感知有气流逸出；人为吹入气体时可感到患者气道阻力规律性升高；患者发绀状态缓解。

10.判断有无颈动脉搏动

非专业人员在进行 CPR 时，不再要求通过检查颈动脉是否搏动，但对于专业人员仍要求检查脉搏，以确定循环状态。CPR 连续 5 个周期的循环后，或以后每隔 4～5 分钟检查 1 次生命体征，每次检查时间不得超过 10 秒，如未成功则继续行 CPR，如此反复进行直至自主循环恢复（return ofspontaneous circulation，ROSC）或复苏无效。

（二）双人心肺复苏的徒手操作

双人徒手 CPR 时，对患者的评估及基本操作与单人 CPR 相同。一人做胸外心脏按压，另一人保持气道通畅及人工通气，并检查颈动脉搏动，评价按压效果。按压频率至少 100 次/分，按压/通气比与单人操作相同均为 30∶2。复苏操作每两分钟，或实施 5 个按压-通气周期再进行人员轮换，以避免疲劳，导致胸外按压的质量和频率降低。每次轮换时间控制在 5 秒之内，最长不应超过10 秒。CPR 操作开始的第1 分钟后检查一次生命体征，以后每 4～5 分钟检查一次，每次检查时间不得超过 10 秒。

（三）儿童心肺复苏的徒手操作

由于儿童的解剖、生理及发育等与成人不同，儿童与成人 CPR 的徒手操作有较大差异。可将儿童分为出生 28 天内新生儿、0～1 岁婴儿和 1～8 岁儿童 3 个组。8 岁以上儿童与成人徒手 CPR 基本相同。儿童心肺复苏的特点：小儿心肺复苏因解剖生理及致病因素与成人有异；婴幼儿气道解剖特点（致气管插管困难，气管导管易移位，插管设备欠善），复苏时静脉开放困难，呼吸、循环骤停常继发于呼吸系统疾病严重缺氧、高碳酸血症和气道梗阻，心肺复苏预后令人失望，院外 CPR 病死率达 90%～95%。手术室、急诊科和 ICU 存活率有所提高。

1.胸外心脏按压

（1）按压部位：按小儿不同年龄和体格大小分别用示指和中指并拢下压或在单手或双手掌根部按压婴儿两乳头连线中点下方，小儿按压胸骨中下 1/3，原则是对心前区有足够面积按压对心脏产生最高压力。

(2)按压方法:对婴儿进行胸外按压时,单人使用双指按压法,双人使用双手环抱法,拇指置于胸骨下 1/2 处。与双指按压法相比,双手环抱法能产生较高的动脉灌注压以及一致的按压深度及力度,是双人复苏时首选的胸外按压方法。

(3)按压深度:按压深度至少为胸部前后径的 1/3,0～1 岁婴儿为 4 cm;1 岁以上儿童为 5 cm。

(4)按压频率:0～1 岁婴儿为 120 次/分;1 岁以上儿童至少 100 次/分。

2.人工呼吸

(1)通气频率:新生儿 20～30 次/分;＜1 岁 20 次/分(呼吸周期 3 秒,I/E 为 1∶2);1～8 岁 15 次/分(呼吸周期 4 秒);＞8 岁 12 次/分。

(2)通气量:潮气量 10～15 mL/kg,每分通气量 100～120 mL/kg。

(四)及早除颤

心搏骤停中以心室颤动的发生率最高,在医院发生的心搏骤停者,85%以上的患者开始为室性心动过速,很快转为心室颤动,而动物实验和临床研究已证实,电除颤是终止心室颤动的一种最有效的治疗方法。心搏骤停后,有条件时应尽早实施电除颤,早期除颤的定义是院内 3 分钟,院外 5 分钟除颤,否则心肌因缺氧由粗颤转为细颤则除颤不易成功。心室颤动发生后 1 分钟内除颤的成功率最高,迟于 4 分钟者抢救成活率仅为 4%。

除颤注意事项:①对发生心室颤动或无脉性心室颤动、无脉室性心动过速患者进行电除颤。②附近有自动体外除颤仪(automatic external defibrillation,AED)时,即可进行除颤。③如无 AED 应连续胸外按压,直到急救人员到现场进行除颤。④为缩短胸外按压开始的时间,除颤从原来的连续 3 次改为一次,只除颤一次后立即行 CPR,CPR 5 个循环后评估脉搏,如心律未恢复窦性,应当创造条件重复除颤。⑤除颤用双向波,应从低能量 120～200 J 开始,若无把握,则选用 200 J。对于儿童(1～8 岁)应用 2～4 J/kg 为首剂量。⑥开胸除颤时,电极直接放在心脏前后壁,能量为 5～10 J。⑦在自主循环恢复后,立即转运到急诊医疗中心,进一步实施高级心脏生命支持治疗。

(五)心肺复苏终止的指标

1.临床常用指标

患者已恢复自主呼吸和心跳;确定患者已死亡,心电图示波呈一直线;心肺复苏进行 30 分钟以上,检查患者无呼吸、无脉搏和瞳孔无回缩。

2.判定及注意事项

目前对于复苏抢救应何时终止尚无统一的绝对标准,应由负责抢救的医师参考相关指标决定。

(1)一般经 30 分钟抢救并证实心血管系统对充分治疗没有反应时,可由现场负责医师决定是否终止进一步的抢救。

(2)被抢救者死亡诊断需要参加复苏的所有医师共同认定。

(3)抢救结束后病例应详细记录复苏经过、治疗效果及终止复苏的原因。

(六)心肺复苏有效的指标

1.恢复自主呼吸

如果患者自主呼吸微弱,应仍然坚持口对口人工呼吸或其他呼吸支持。

2.颈动脉搏动

如若停止按压后,脉搏可触及,说明患者心跳已恢复。

3.口唇和面色

口唇和面色由发绀转为红润。

4.瞳孔

瞳孔由大变小,对光反射恢复。

5.意识

意识逐渐恢复,可见患者眼球有活动,睫毛反射出现,甚至手脚开始抽动,肌张力增加。

6.心电图

有条件行心电监测时,可见心电图图形好转,出现交界区、房性或窦性心律。

二、进一步生命支持

进一步生命支持又称后期复苏或高级心脏生命支持,由专业急救人员到达急救现场或到医院内实施,通过借助于器械和设备、先进的复苏技术和药物以取得最佳的复苏效果。ACLS 主要是在基础生命支持的基础上,对未恢复自主循环或 ROSC 的心搏骤停患者,及时建立人工气道,使用人工通气或机械通气,建立输液通路并应用复苏药物进一步维持和监测心肺功能的对症支持治疗措施。良好的基础生命支持是成功进行成人 ACLS 的基础,应立即开始高质量的 CPR,尽可能减少间断,对 VF/无脉性 VT,应在发生虚脱后数分钟内除颤。ACLS 应尽可能早开始,如人力足够,基础生命支持与 ACLS 应同时进行,这样可取得较好的疗效。新成活链的第 5 个环节(心搏骤停复苏后的救治)强调从确认心搏骤停开始,至 ROSC(自主循环恢复)到出院,进行多学科综合救治的重要性、关键性 ACLS 评估及干预,为基础生命支持和长期存活并有良好的神经系统功能之间架起一座至关重要的桥梁。ACLS 是指恢复自主循环和稳定心肺系统期，具体包括 3 个步骤：D——drug，给药。E——electro cardio graph，心电图。F——fibrillation treat ment，除颤。

(一)呼吸道管理

只要急救现场有供氧设备，如墙式中心供氧、氧气瓶和氧气袋等，气道已顺畅开放，就应尽快人工供氧。氧浓度应≥40%，流量 10～12 L/min。复苏通气时常规使用气管环状软骨压迫方法已不再推荐，可用口咽气道作为心肺复苏过程中气管插管的替代。

(二)胸内心脏按压

1.适应证

胸部创伤引起的心搏骤停者；胸廓畸形或严重肺气肿和心脏压塞者；动脉内测压条件下，胸外心脏按压时的舒张压＜5.3 kPa(40 mmHg)。

2.体位

患者仰卧。为了争取时间，皮肤可只作简单消毒或先不消毒，待心脏复跳后再补做消毒和铺单。

3.部位

自胸骨左缘至腋前线沿第 4 肋间切开胸壁进胸(因心脏已经停跳，切断血管并不出血，也不需止血)，立即将手伸入切口，进行心脏按压；同时安置胸腔自动拉钩，扩开切口。如显露不佳，可将第 5 肋软骨切断，扩大切口，将手伸入左胸进行心脏按压。

4.单手按压法

急救者站在患者左侧，右手握住心脏，拇指和大鱼际放在右室前侧，另 4 指平放在左室后侧。注意应使手指与心脏的接触面尽可能大，避免用指尖抓挤，以减少对心肌的损伤，甚至穿孔。挤压时应避免心脏扭曲，用力要均匀、有节奏，频率是 60～80 次/分。挤压动作宜稍慢，放松时应快，以利血液充盈。右手疲劳时可改用左手。单手压向胸骨法急救者右手拇指牢牢固定于切口前方，即胸骨上，其余 4 指放在左心室后方，将心脏压向胸骨纵隔面，有节奏地推挤。按压时，力的传导为从右手掌指到左心室壁到室间隔到右心室壁最后到胸骨。相当于两个面的力量均匀压在室间隔。按压频率，成人 60～80 次/分。注意在按压时不要压心房，不要使心脏扭转移位，手指力量不要作用在心脏的一点上。每次按压完，要迅速放松，使腔静脉血充分回流入心房和心室。

5.双手按压法

右手放在心脏后面,左手放在心脏前面,两手有节奏地按压和放松。这种方法适宜于按压较大的心脏。

如果按压有效,可见心肌张力逐渐增强,柔软、扩大的心脏变硬、变小,心肌颜色由暗红转为鲜红。如有心室纤维性颤动时,肌纤维细小的颤动可渐变粗,最后甚至自动恢复心跳。此外,和胸外按压一样,可见面色好转、瞳孔缩小和呼吸恢复,并触及大动脉搏动,测到血压。

在心跳恢复和血压逐渐稳定后,胸壁和心包切口即开始出血,应予仔细结扎止血,并冲洗心包腔和胸腔。在膈神经后侧做心包引流切口,缝合心包。在第8肋间腋后线做胸腔插管引流后,分层缝合胸壁。

(三)药物治疗

用于心肺复苏的药物较多,包括肾上腺素、阿托品、血管升压素、胺碘酮、利多卡因和碳酸氢钠等。

1.用药目的

激发心脏复跳,增强心肌收缩力,防治心律失常;增加心肌血液灌注量和脑血流量;纠正水、电解质及酸碱平衡失调,使其他血管活性药物更好地发挥作用;降低除颤阈值,为除颤创造条件,同时防止心室颤动的发生。

2.给药途径

(1)静脉给药:中心静脉给药为首选给药途径,以上腔静脉系统给药为宜。多选择肘前静脉,建立静脉通路时不要中断CPR。

(2)气管给药:如果不能立即建立静脉给药通路,可通过气管内插管后,直接注入气管导管给予心肺复苏药物。其用量是静脉给药的2.0～2.5倍,并用5～10 mL生理盐水或蒸馏水稀释后注入气管,其吸收速度与静脉给药相似,因而此法作为给药途径的第二选择。

(3)髓内给药:在复苏过程中,从骨内置管到不塌陷的骨髓静脉丛,可以快速、安全、有效地给予药物,其效果相当于中心静脉给药。如果暂时无法建立静脉输液通道时,可以建立经骨髓通道给药。

(4)心内注射给药:在开胸心内挤压时可以直接心内注射给药,胸外心脏按压时不主张心内注射给药,如药物误注入心肌可引起难以纠正的心律失常,还可引发气胸、血胸、心肌或冠状动脉撕裂、心包积液等并发症,故目前心内注射给药临床上已较少使用。

（四）监测复苏的指标

心电监测可以明确心搏骤停的类型和心律失常的性质，为治疗提供依据。密切监测血压，以维持循环稳定，有条件者应进行有创血压的监测，也便于采动脉血气分析。循环难以维持稳定的患者，应通过监测中心静脉压来指导治疗。胸外按压放松时动脉压力或中心静脉血氧饱和度、按压频率及深度、胸廓回弹、按压中断持续时间、通气频率及深度均可作为适时监测和优化CPR质量的指标。

（五）体表起搏

体表起搏用于急诊治疗不稳定缓慢心律失常，既可放置临时起搏器，也可放置永久性起搏器。有持续房性心律失常导致低心排血量，或无脉性电活动时，体表起搏器有助于心脏按压产生适当的血循环。对有症状或不稳定的心动过缓和阿托品治疗无效时，推荐静脉注射变时激动剂来替代体外起搏。

（六）治疗可逆病因

可治病因包括低血容量、缺氧、酸中毒、低钾/高钾血症、低温治疗、张力性气胸、心脏压塞、中毒、肺栓塞和急性冠脉综合征。

三、延续生命支持

延续生命支持又称持续生命支持，此阶段的重点是脑保护、脑复苏及复苏后疾病的防治，从而提高患者在复苏成功后的生活质量。心搏骤停后，许多器官受到损伤，因此复苏后的救治至关重要。

心搏骤停患者的早期死亡多因血流动力学不稳定、多器官功能障碍和脑功能损害。对心搏骤停心肺复苏术后自主呼吸循环恢复患者应能够实施多学科合理、综合一致的治疗方案。应持续第三步复苏，直到患者恢复知觉，或者肯定有某种潜在疾病使得复苏变得没有意义，而不得不放弃复苏为止。

心搏骤停复苏后救治的后续目标有：①优化体温控制治疗，将体温控制在可使患者存活及神经功能恢复的最佳状态。②确定并采取干预性治疗急性冠脉综合征（ACS）。③妥善使用机械通气，尽量减少肺损伤。④降低多器官损伤的风险，支持器官功能。⑤客观地评估患者预后。⑥给予存活患者各种康复性治疗和护理。

（一）脑完全性缺血和缺氧的病理生理

心搏骤停后脑血流急剧下降和中断造成脑组织缺血和缺氧损伤，心跳停止后2～3分钟，脑血管内红细胞沉积，5～10分钟形成血栓，10～15分钟血浆析出毛细血管。脑血流停止15分钟以上，即使脑循环恢复，95%脑组织可出现“无血流”现象,即脑的“再灌注损伤”。这种急性缺血-再灌注能引起脑细胞中毒、代谢紊乱和血-脑屏障损害,导致体液中大量水分及某些电解质成分进入脑细胞和积聚于脑细胞外间隙,即引起脑水肿。脑水肿导致脑的体积和质量增加,进一步引起颅内压增高,颅内压增高到某种程度时又明显影响脑血流量,致使脑缺血、缺氧,严重时可致脑疝而使脑干受压,导致脑功能障碍。严重的脑缺血、缺氧会导致神经细胞永久性损伤,继而引起相应的神经功能缺失。

(二)脑复苏的治疗措施

根据完全性脑缺氧损害发生与发展的规律,脑复苏治疗主要针对以下几方面,尽快恢复脑血液,维持合适的脑细胞代谢,加强氧和能量供给,促进脑循环再流通及减少可能引起的继发性脑神经细胞损害。

1.亚低温疗法

(1)降温目的:降温后脑组织代谢降低,耗氧减少,对缺氧状态较能耐受,脑水肿的发生也可减慢。减缓脑充血,减轻脑缺血后再灌注的损伤。心跳恢复后,脑组织缺氧还不能立即纠正,应继续降温,直至中枢神经功能恢复、听觉恢复并稳定后为止。

(2)降温时间:降温时间越早越好,在循环停止后最初 5 分钟,在心脏按压的同时即可行脑部降温。在开始抢救时应及早用冰块降温,最好用冰袋或冰帽做头部选择性降温。

(3)降温深度:不论患者体温如何,均应将中心体温降至亚冬眠(35 ℃)或冬眠(32～34 ℃为目标)水平,头部重点降温至 28 ℃,可对脑起有效的保护作用。

(4)持续时间:亚低温疗法一般需 2～3 天,严重者可达 1 周以上。降温持续至中枢神经皮质功能开始恢复,即以听觉恢复为指标,然后逐步停止降温。复温不能过快,一般每 24 小时体温提升 1～2 ℃为宜。

(5)降温方法:①物理降温。除在头部放冰袋或冰帽,还必须在颈部、前额、腋下和腹股沟等大血管部位放置冰袋。有条件者可以使用冰毯或冰床。②药物降温。使小动脉括约肌松弛,降低末梢阻力,增加内脏血液循环。常用的冬眠药有:氯丙嗪 50 mg、异丙嗪 50 mg 和哌替啶 100 mg 合为一剂。

2.脑复苏药物

(1)冬眠药物:可降温,并使小动脉括约肌松弛,降低末梢阻力,增加内脏血液循环。常用的冬眠药有冬眠 1 号(氯丙嗪 50 mg、异丙嗪 50 mg 和哌替啶100 mg)和冬眠 2 号(哌替啶 100 mg、异丙嗪 50 mg、乙酰丙嗪 20 mg);小儿按体重计算,氯丙嗪、异丙嗪和哌替啶(1 岁以内不用)各 1 mg/kg。

(2)脱水剂:20%甘露醇(或25%山梨醇)250 mL,或50%葡萄糖100 mL快速静脉点滴,或肌肉或静脉注射呋塞米等脱水剂,以消除脑水肿。即使正常复苏后,输液量也应限制在1 500~2 000 mL/d,以保持脱水状态,但应保持尿量在30 mL/h以上。

(3)镇静药物:控制抽搐,脑缺氧将引起功能障碍,出现昏迷和抽搐;而抽搐可增加身体耗氧,增加缺氧,加重心、脑的功能障碍,应积极控制。静脉或肌内注射地西泮5~10 mg或苯巴比妥钠0.1~0.2 g可控制抽搐,但须注意避免呼吸抑制。对大发作、持续发作或发作频繁者,地西泮先静脉注射10~20 mg或2.5%硫喷妥钠150~200 mg,抽搐得到控制后,改用静脉滴注方法维持。

(4)大剂量糖皮质激素:抑制血管内凝血、减低毛细血管通透性、维持血-脑屏障完整、减轻脑水肿和稳定溶酶体膜。常用地塞米松,首次剂量1 mg/kg,维持量0.2 mg/(kg·h)。

(5)钙离子通道阻滞剂:硝苯地平和尼莫地平可选择性扩张脑血管,使脑血流量增加,临床用于改善脑循环和脑代谢。利多氟嗪可更少引起低血压和产生心脏阻滞,选择性地扩张冠状动脉,明显增加冠状动脉循环,并增加侧支循环用于ACS的治疗,剂量为1 mg/kg。

(6)游离基清除剂:维生素C、维生素E、硒酸盐、蛋氨酸、氯丙嗪和异丙嗪等。

(7)碱性缓冲药:5%碳酸氢钠,亦可用11.2%乳酸钠以纠正缺氧造成的酸中毒、细胞外液低钠、低钙和高钾等电解质紊乱。

(8)溶栓药物:2005年国际心肺复苏指南提出肺栓塞或心肌梗死致心搏骤停患者可以用纤溶酶原激活物和肝素进行溶栓治疗。

(9)其他药物:高晶体和高胶体渗透压特殊灌注液,凋亡抑制剂和生长因子等抗细胞凋亡治疗。

3.高压氧(hyper baric oxygen,HBO)

高压氧是指在超过一个大气压的环境中进行吸氧疗法,必须在高压氧舱内施行。治疗开始越早越好,最好在24小时内进行,即在脑水肿及感染高峰出现前进行,可减轻神经损伤,也有利于受损神经细胞的恢复。CPR患者心脏复跳后,只要心率>60次/分以上,血压用升压药能维持,即使呼吸未恢复,也应及时进行高压氧治疗,但应避免氧中毒,增加周围血管阻力,反而减少脑血流量。

(三)转归

脑缺血后的恢复进程,基本按照解剖水平自下而上恢复,首先复苏的是延髓,恢复自主呼吸,自主呼吸恢复所需的时间可反映出脑缺血、缺氧的严重程度。自主呼吸多在心搏恢复后 1 小时内出现,继之瞳孔对光反射恢复,提示中脑开始有功能,接着是咳嗽、吞咽、角膜和痛觉反射恢复,随之出现四肢屈伸活动和听觉。听觉的出现是脑皮质功能恢复的信号,呼唤反应的出现意味着患者将清醒。最后是共济功能和视觉恢复。不同程度的脑缺血、缺氧,经复苏处理后可能有 4 种转归:①完全恢复;②恢复意识,遗有智力减退、精神异常或肢体功能障碍等;③去大脑皮质综合征,即患者无意识活动,但保留着呼吸和脑干功能;④脑死亡,包括脑干在内的全部脑组织的不可逆损害。

对脑死亡的诊断涉及体征、脑电图、脑循环和脑代谢等方面,主要包括:①持续深昏迷,对外部刺激完全无反应;②无自主呼吸;③无自主运动,肌肉无张力;④脑干功能和脑干反射大部或全部丧失,体温调节紊乱;⑤脑电图呈等电位;⑥排除抑制脑功能的其他可能因素,一般需观察24～48 小时方能做出结论。

(四)维持循环功能

循环停止后,脑血流的自主调节功能丧失,依赖于脑灌注压,故应该维持血压于正常水平或稍高于正常水平,以恢复脑循环和改善全身组织灌注,同时应防止因血压过高而加重脑水肿。心搏恢复后,常常伴有低血压或血压不稳定,常与下列原因有关:①心肺复苏过程中的并发症未能纠正;②有效循环血容量不足;③电解质紊乱和酸碱失衡;④心肌收缩无力和心律失常。

因此,应严密进行心电监护和血流动力学等监测,可以明确心搏骤停的类型和心律失常的性质,以维持循环稳定,为治疗提供依据。包括血压、心电图和中心静脉压(CVP),视情况监测肺毛细血管嵌顿压(PCWP)、外周血管阻力、心排血量(CO)和胶体渗透压等,有条件者应进行有创血压的监测,也便于采动脉血气分析。补充血容量,维持有效血压,防止血压过低而加重脑和其他脏器组织缺血、缺氧,支持心脏,纠正各种心律失常。维持中心静脉压 1.18 kPa(12 cmH_2O),心率为 60～120 次/分,尿量为60 mL/h。

(五)维持呼吸功能

患者 ROSC 后仍需加强呼吸管理,继续进行有效的人工通气,及时实施血气监测,同时注意防止肺部并发症,如肺炎和肺气肿导致的急性呼吸衰竭。除了加强抗感染治疗外,在后期复苏进行人工呼吸或机械通气时,选择合适的通气参数和通气模式，避免过度通气，以 10～12 次/分的呼吸频率维持人工呼吸，应维持 PaO_2≥8.0 kPa(60 mmHg)，$PaCO_2$ 为 4.7～5.3 kPa(35～40 mmHg)。可行情况下，以最低吸入氧浓度，维持 SpO_2≥94%。

(六)重症监护

患者复苏成功后病情尚未稳定，需继续严密监测，密切观察患者的症状和体征，积极寻找发病原因，预防和治疗继发感染，及时对症治疗和护理。

1.中枢神经系统监护

严重脑缺氧后，患者可出现抽搐，表现为维持不断或间断抽搐。抽搐时耗氧量成倍增加，脑静脉压或颅内压升高，进一步加重脑缺氧的损害。观察患者意识，发现定向障碍、表情淡漠、嗜睡和发绀(其范围从手指、足趾向手足扩散)，说明脑缺血、缺氧，应采取紧急措施，防止脑功能损伤。

2.水、电解质平衡监护

出汗或大汗淋漓、烦躁不安、四肢厥冷是休克症状，应采取相应措施。

3.呼吸系统监护

及早加压给氧，应用呼吸机辅助通气。出现呼吸困难，鼻翼翕动、呼吸频率明显增快或呼吸形式明显不正常时，应注意防止呼吸衰竭。

4.消化系统监护

注意观察应激性溃疡，防止胃肠道出血。意识障碍或肠鸣音消失的患者可留置胃管，前者用于肠内营养，后者用于胃肠减压。

5.肾功能监护

留置导尿，记录每小时或 24 小时尿量，留取尿样送检，包括尿的量、颜色、性状、比重和渗透压的监测，血尿素氮和血肌酐浓度，注意有无肾衰竭的症状，有助于判断肾的灌注和肾功能改变，并可以间接了解其他内脏血液灌注情况，用以指导治疗。

6.血糖监护

呼吸心搏骤停时，刺激儿茶酚胺和胰高血糖素等分泌增多，这些激素除直接刺激糖原分解和糖原异生增加外，还通过不同途径对抗胰岛素的生物效应，最终导致血糖升高，同时低温疗法也可使血糖升高。高血糖可使血浆渗透压升高，进一步加重高渗性脑损伤。因此，需监测血糖变化，一般血糖控制在 4.14～6.16 mmol/L。

第四节 止血、包扎、固定、搬运技术

一、止血术

合理、有效、及时的止血措施，对于外伤大出血的急危重患者极为重要，直接关系到其生命转归。正常成人的血液占人体体重的7%～8%，当失血总量达到总血液量的20%以上时，患者就会出现精神紧张、面色苍白、出冷汗、四肢湿冷、呼吸浅而快和心慌气急等症状。若脉搏快而细，血压下降，继而出现失血性休克，当失血量达到40%时，患者可进一步出现视物模糊、口渴、头晕、少尿、出现意识淡漠甚至昏迷、肢端青紫、呼吸衰竭、脉搏细速或摸不清、血压测不出、少尿或无尿，如不及时进行有效的急救可危及生命。

(一)出血的判断

外伤的出血分为内出血和外出血，内出血是指血液流向体腔或组织间隙，外出血是指血液由创面流出体外，院前现场急救主要针对创伤后的外出血。对患者除判断有无出血外，还需要判断出血的部位、性质和血管的类型，以便采取正确的、有效的止血方法。

1.动脉出血

血液呈鲜红色，血液随心脏的收缩呈喷射状涌出，出血速度快且量大。

2.静脉出血

血液呈暗红色，血液持续缓慢的不断流出，出血量逐渐增大。若伴有大的伤口出血时如不及时处理，也可能引起失血性休克。

3.毛细血管出血

血液呈鲜红色，多看不见明显伤口，呈渗出性，出血量较少危险性小，可自行凝固止血。

(二)止血方法的选择

根据出血部位和出血性质的不同，止血的方法也不同。选择止血方法的基本原则是根据出血部位及现场具体条件进行最优化选择。

毛细血管出血和静脉出血一般选用加压包扎止血法。中等或较大动脉出血紧急时可选用指压法止血，后改用止血带止血或其他止血方法。常用的止血法有以下几种。

1.指压止血法

(1)目的:用手指、手掌或拳头压迫伤口近心端动脉经过的骨骼表面的部位,阻断血流,达到临时止血的目的。

(2)适应证:中等或较大动脉的出血,以及较大范围的静脉出血和毛细血管出血。指压止血法属于临时应急措施,因每条动脉都有侧支循环,效果有限,故应根据现场情况及时改用其他止血方法。

(3)具体方法:包括以下内容。①头顶部出血:压迫同侧耳屏前方颧弓根部的搏动点(颞浅动脉),将动脉压向下颌骨。②颜面部出血:压迫下颌骨下缘、咬肌前缘的动脉点(面动脉),将动脉压向下颌骨。③颈部、面深部和头皮部的出血:用拇指或其他4指压迫同侧气管外侧与胸锁乳突肌前缘中点之间的搏动点(颈总动脉),用力向后将动脉压向第5颈椎横突上。由于颈总动脉分出的颈内动脉为脑的主要供血动脉,故绝对禁止压迫双侧颈总动脉,以免引起脑部缺血、缺氧而昏迷。④头后部出血:压迫同侧耳后乳突下稍后方的搏动点(枕动脉),将动脉压向乳突。⑤肩部、腋部和上臂出血:压迫同侧锁骨上窝中部的搏动点(锁骨下动脉),将动脉压向第1肋骨。⑥前臂出血:压迫肱二头肌内侧沟中部的搏动点(肱动脉),用4指指腹将动脉向外压向肱骨干。⑦手掌和手背出血:压迫手腕横纹稍上处的内、外搏动点(尺、桡动脉),将动脉分别压向尺骨和桡骨。⑧大腿出血:大腿及其以下动脉出血,可用双拇指重叠,用力压迫大腿根部腹股沟中点稍下的搏动点(股动脉),将动脉压向耻骨上支。⑨足部出血:用双手示指或拇指压迫足背中部,近脚腕处的搏动点(胫前动脉)和足跟与内踝之间的搏动点(胫后动脉)。

2.加压包扎止血法

(1)适应证:中、小静脉,小动脉或毛细血管出血。

(2)方法:将无菌敷料折成比伤口稍大的面积覆盖在伤口上,用绷带或三角巾以适当压力包扎,其松紧度以能达到止血的目的为宜。必要时可将手掌放在敷料上均匀加压,一般20分钟后即可止血。

(3)注意事项:①包扎时无菌敷料要垫厚,压力要适当,包扎的范围要大,同时抬高患肢,避免因静脉回流受阻而增加出血量。②若伤处有骨折时,必须另加夹板固定。③关节脱位及伤口内有碎骨存在时,一般不用加压包扎止血法。

3.止血带止血法

(1)适应证:四肢大动脉出血或采用加压包扎后,仍不能有效控制的大出血可选用止血带止血法。该法使用不当会造成更严重的出血或肢体缺血性坏死。

(2)方法:专用的止血带有充气止血带和橡皮止血带两种,以充气止血带效果较好,在紧急情况下也可用绷带和布带等代替。橡皮止血带一定要用衬垫保护局部软组织。

(3)注意事项:①部位准确。止血带应扎在伤口近心端,尽量靠近伤口,不强调“标准位置”。前臂和小腿不宜扎止血带,上臂避免扎在中下1/3处,以防损伤肱动脉和桡神经,下肢大出血应扎在股骨中下1/3处,大腿结扎在大腿根处。②防止血带勒伤皮肤。止血带不能直接缠在皮肤上,须用三角巾、毛巾和衣服等做衬垫,以免勒伤皮肤,严禁用电线、铁丝和绳索代替止血带。③松紧适宜。采用止血带止血是应急措施,也是危险措施,过紧会压迫和损伤神经和软组织,过松则起不到止血的作用,以出血停止、刚好使远端动脉搏动消失为度。④记录时间,定时放松。使用止血带止血总时间不超过5小时,以免引起肌肉缺血、坏死,厌氧菌感染,甚至休克而危及生命。每隔30～60分钟应放松一次,每次1～3分钟,再在稍高的位置绑扎止血带,不可以在同一部位反复绑扎,放松时改用指压止血法。向医院转送时应详细交接绑扎止血带的时间和放松的时间,以保证止血带绑扎和放松的连续性。⑤标志明显。使用止血带须在明显部位用标签注明使用日期、部位、止血带的止血时间和放松止血带的时间,便于急救人员或转运时了解情况。⑥保暖。使用止血带的患者,要注意肢体保暖,冬季更应防寒。因肢体阻断血流后,抗寒能力下降,容易发生冻伤。扎止血带处,不可覆盖,便于随时观察出血的情况。

(4)停用止血带:①松开止血带前,要先补充血容量,做好纠正休克和止血器材的准备。②停用止血带时应缓慢松开,防止肢体突然增加血流,伤及毛细血管及影响全身血液的重新分布,甚至使血压下降。③取下止血带后,应轻轻抚摸伤肢,缓解冰冷和麻木等不适感觉。

4.填塞止血法

(1)适应证:用于伤口较局限,如肩部、腋窝、颈部和臀部较大而深的伤口出血,实质性脏器的广泛渗血或继发感染出血、恶性溃疡出血和鼻出血等,用指压止血或加压止血无效时也可选用此法。

(2)方法:先用镊子夹住无菌纱布塞入伤口内压住破裂的血管,如一块纱布止不住出血,可用大敷料加压包扎,最后用绷带或三角巾绕至对侧部位包扎固定。

(3)注意事项:此方法应用范围较局限,填塞的敷料不能长时间留在体内,一般在术后3～5天开始慢慢取出，过早可能发生再出血，过晚则易引起感染，且在清创取出填充物时，有再次大出血的可能，应设法尽快手术彻底止血。

5.钳夹或结扎止血法

如转送时间过长或开放性创伤后血管断端喷血，可先清创后将血管结扎或用止血钳直接夹闭血管断端，以避免长时间使用止血带带来的并发症和伤口的感染，结扎线应留足够的长度及标记。

6.抬高肢体止血法

抬高肢体止血法是指抬高四肢，以减缓血流速度并与压迫止血法联用以达到止血的目的。适应于四肢出血。操作步骤：首先将受伤肢体抬高于心脏水平，然后继续采用上述法止血。

7.屈肢加压止血法

屈肢加压止血法适应于四肢止血。操作方法：用纱布垫或棉花放在腋窝、肘窝或腹股沟处，用力屈曲关节，并以绷带或三角巾固定，以控制关节远端血流而止血。

二、包扎术

(一)目的

保护伤口免受再污染，固定敷料、药物和骨折位置，压迫止血和减轻疼痛。

(二)适应证

除须暴露疗法外，在体表各部位的伤口均需包扎。

(三)用物

三角巾、多头带和卷轴绷带，紧急情况下如无纱布和绷带可用洁净的毛巾、衣服和被单等。

(四)种类及方法

1.绷带包扎法

绷带包扎是包扎技术的基础，是战伤外科中常用的一项技术。

(1)环形包扎法：环形包扎法是绷带包扎中最常用、最基本的方法，各种不同绷带包扎的开始和终了都用这种缠法。要使绷带牢固，环形包扎的第1圈可以稍斜缠绕，第2、3圈用环形，并把斜向伸出圈外的绷带一角折回压住，再重叠缠绕，最后用胶布将绷带尾部固定或将绷带尾部中间剪开分二头，打结固定。此法适用于额、颈、胸和腹等粗细均匀的部位。

(2)蛇形包扎法:先将绷带缠绕数圈,以绷带宽度为间隔斜行向上缠绕,各圈互不遮盖。适用于夹板固定,需由一处迅速延伸到另一处或做简单固定时。

(3)螺旋形包扎法:把绷带逐渐上缠,每圈盖住前 1 圈的 1/3～1/2,成螺旋形,适用于包扎直径基本相同的部位,如上臂、手指、躯干和大腿等。

(4)螺旋反折包扎法:每圈缠绕时均将绷带向下反折并遮盖上周的 1/3～1/2,反折部位应相同,使之成一直线,适用于直径大小不同的部位,如前臂和小腿等,但不可在伤口上或骨隆突处反折。

(5)"8"字形包扎法:在弯曲关节的上下方,把绷带由下而上,呈"8"字形来回地缠绕,每圈盖住前一圈的 1/3～1/2,适用于直径不一致的部位或屈曲的关节部位,如肩关节、髋关节和膝关节等。

(6)回返式包扎法:先将绷带以环形包扎法缠绕数圈,由助手将绷带在后部绷带固定,反折后绷带由后部经指端或截肢残端向前,也可由助手在前部将绷带固定再反折向后,如此反复包扎,每一来回均覆盖前一次的 1/3～1/2,直到包住整个伤处的顶端,最后将绷带再环绕数圈把反折处固定,适用于包扎指端、头部或截肢残端。

2.三角巾包扎法

三角巾制作简单,应用方便,用法容易掌握,包扎部位广,可折成带状的悬吊带或适用于肢体创伤及头、眼、下颌、膝、肘和手部等较小的伤口包扎;还可展开或折成燕尾巾或连成双燕尾巾,可用于包扎躯干或四肢的大面积的创伤。

(1)头面部包扎。①头顶部包扎法:将三角巾的底边向上反折约 3 cm,正中部放于患者的前额,与眉平齐,顶角拉向头后,三角巾的二底角经两耳上方,拉向枕后交叉,经耳上绕到前额打结固定,最后将顶角向上反折并嵌入底边内。②风帽式包扎法:将三角巾顶角和底角中央各打一结,呈风帽状,将顶角结放于额前,底角结放于枕部下方,包绕头部,两角向面部拉紧,向外反折包绕下颌后拉到枕后,打结即成。③下颌部包扎法:将三角巾折成三四横指宽的带状,于 1/3 处置于下颌处,长端包裹患者下颌,经左耳下至枕后、右耳前与短端交叉,长端经下颌下,左耳至头顶与短端打结即成。

(2)肩、胸和背部包扎。①燕尾巾包扎单肩法:将燕尾巾夹角朝上,置于伤侧肩上。燕尾底边包绕上臂上部打结,两燕尾角分别经胸、背拉到对侧腋下打结。②燕尾巾包扎双肩法:将两燕尾角等大,夹角朝上对准颈部,燕尾披在双肩上,两燕尾角分别经左、右肩拉到腋下与燕尾角打结。③三角巾包扎胸部法:将三角巾底边横放在胸部,约在肘上 3 cm,顶角越过伤侧肩,垂向背部,三角巾的中部盖在胸部的伤处，两端拉向背部打结，顶角也和该结一起打结。④燕尾巾包扎胸部法：将三角巾折成鱼尾状，并在底部反折一道边，横放于胸部，两角向上，分别放于两肩上并拉至颈后打结，再用顶角带子绕至对侧腋下打结。

(3)腹、臀部包扎。①蝴蝶巾包扎腹(臀)法：首先将两块三角巾连成蝴蝶状，将打结放在腰骶部，上边的两角在腹部打结，下边的两角分别绕大腿与其底边打结。②三角巾包扎腹(臀)法：三角巾顶角朝下，底边横放于脐部，拉紧底角至腰部打结，顶角经会阴拉至臀上方，同底角余头打结。

(4)四肢包扎。①三角巾包扎上肢法：将三角巾底角打结后套在伤侧手上，结之余头留长备用，另一底角沿手臂后侧拉到对侧肩上，顶角包裹伤肢，前臂屈至胸前，拉紧两底角打结。②三角巾包扎手(足)法：将手放平于三角巾的顶角中央，底边位于腕部，将顶角提起放于手背上，然后拉两底角在手背部交叉，再绕回腕部，于掌侧或背侧打结。足的包扎与手相同。③带状三角巾包扎手法：三角巾折成带状，将伤手的健侧置于三角巾中部，左右交叉包裹伤处，两侧再向前缠绕返回，系结于手腕处固定。④三角巾包扎小腿和足部法：足趾朝向底边，将脚放在三角巾略偏一侧，提起三角巾较长的一侧包裹小腿打结，再用另一侧包足部，绕脚踝关节处打结固定。⑤上臂悬吊包扎法：先将三角巾底边的一端置于健侧胸部，屈曲伤侧肘80°左右，将前臂放在三角巾上后将三角巾反折，使底边的外侧端到伤侧肩部背后与另一端打结，再将三角巾顶角折平用安全针固定(大悬吊)，或将三角巾叠成带状，将伤肢屈肘 80°并用吊带悬吊，两端在颈后打结(小悬吊)。

(五)注意事项

1.包扎要点

动作轻巧，小心、谨慎，不要触及伤口，以免加重疼痛或导致伤口再次出血及污染；包扎时松紧适度，用力均匀，过紧会影响局部血液循环，过松则致敷料脱落或移位；包扎时须使患者的体位保持舒适，皮肤皱褶处如腋下、乳下和腹股沟等处应用棉垫或纱布衬垫，骨隆突处也须用棉垫保护；包扎的肢体须保持功能位置，需要抬高肢体时，应给予适当的扶托物。

2.预防感染

包扎伤口前应先简单清创并盖上消毒纱布后，再用绷带进行包扎。

3.包扎方法

根据包扎部位，选择宽度适宜的绷带和三角巾等。包扎方向为自上而下、由左向右，从远心端向近心端包扎，以利于静脉血液的回流。包扎四肢时，应将指(趾)端外露，以便观察血液循环。

4.解绷带方法

解开绷带时，先解开固定结或取下胶布，然后以两手互相传递松解绷带。紧急情况时或绷带已被伤口的分泌物浸透干涸时，可以用剪刀，小心地剪开绷带。

三、固定术

在现代创伤中，特别是在城市交通事故、房屋倒塌和坠落事故中，四肢骨、关节和脊椎损伤已越来越常见，如果现场处置和搬运不当，可引起十分严重不可逆转的后果。

骨、关节或大面积软组织损伤时必须固定制动，以减轻患者疼痛、避免骨折断端摩擦而移位损伤周围重要脏器、血管和神经等，从而，并能防止休克，便于患者的运转。

固定时可选择合适的木制或金属夹板、可塑性或充气式夹板，紧急时刻就地取材，如树枝、木棍、硬纸板、甚至书本等，也可将上肢与躯干、下肢与对侧健肢固定在一起。怀疑脊椎损伤时用颈托效果好。固定分内、外固定两种，内固定要通过手术完成，在急救现场实施有些困难，所以多用外固定。

(一)目的

限制受伤部位的活动度，减轻疼痛，避免骨折断端等因摩擦而损伤血管、神经甚至重要脏器；同时，也利于防治休克，便于患者的搬运。

(二)适应证

所有的四肢骨折均应进行固定，脊椎损伤和骨盆骨折在急救中应相对固定。

(三)用物

固定的器材最理想的是夹板，有木质夹板、金属夹板以及可塑性或充气性塑料夹板。在抢救现场还可因地制宜选用竹板、木棒、镐把和枪托等代替夹板。紧急情况下，可直接借助患者的健侧肢体或躯干进行临时固定。此外，还需备纱布或毛巾、衣物、绷带和三角巾等。

(四)骨折临时固定法

1.锁骨骨折固定

将三角巾折叠成带状，两端分别绕两肩呈“8”字形，毛巾或敷料垫于两腋前上方，拉紧三角巾的两头在背后打结，尽量使两肩后张。还可以在背后放一“T”形夹板，后在两肩及腰部用绷带包扎固定。如果仅为一侧锁骨骨折，可用三角巾把患者手臂悬吊于胸前，限制上肢的活动。

2.肱骨骨折固定

取长、短两块夹板，长夹板置于上臂的后外侧，短夹板置于前内侧，在骨折部位上下两段固定。将肘关节屈曲 90°，使前臂呈中立位后用三角巾将上肢悬吊，固定于胸前。

3.前臂骨折固定

协助患者屈肘 90°，拇指向上。取合适的夹板，其长度应超过肘关节至腕关节的长度，分别置于前臂的内、外侧，后用绷带于两端固定，再用三角巾将前臂悬吊于胸前。

4.大腿骨折固定

将一长夹板置于伤腿的外侧，其长度自足跟至腰部或腋窝部，另用一夹板置于伤腿内侧，其长度自足跟至大腿，后用绷带或三角巾分段将夹板固定。

5.小腿骨折固定

取长短相等的夹板两块，其长度自足跟至大腿，分别置于伤腿的内、外侧后，用绷带分段扎紧。紧急情况下无夹板时，可将患者两下肢并紧，两腿对齐后，将健侧肢体与伤肢分段绷带包扎固定在一起，注意在关节和两小腿之间的空隙处垫以纱布或其他软织物，以防包扎后骨折部损伤加重。

6.脊柱骨折固定

立即将患者俯卧于硬板上，胸部与腹部垫软枕，以避免局部组织受压，为不使其移位，必要时可用绷带固定患者。

(五)注意事项

1.固定前准备

开放性软组织损伤者，应先止血，包扎，然后再固定骨折部位；如有休克，应先行抗休克处理，待病情好转后在固定。对怀疑有骨折的伤员，均应按骨折做固定处理；在处理开放性骨折时，在未清创前不可把骨折断端送回伤口，以免加重感染；固定前应尽量牵引伤肢或矫正畸形，然后再将伤肢固定于夹板或其他支架上。

2.对夹板的要求

夹板的长度与宽度要与骨折的肢体相适应，其长度必须超过骨折的上、下两个关节，固定时除骨折部位上、下两端外，还要固定上、下两个关节；固定的夹板或支架等要便于透视、摄片和检查观察伤部。夹板放在创伤部位的两侧或下方，固定包扎缠绕至少应有两处，最好用纱布包裹两头；夹板不可与皮肤直接接触，中间应垫以棉花或其他软纺织物品，尤其在夹板两端，骨隆突部位和悬空部位，应加厚衬垫,防止受压或无效固定。

3.对固定松紧度的要求

固定应松紧适度,以捆扎夹板的布带可上下移动 1 cm 为宜,以免影响血液循环。肢体骨折固定时,须将手指(足趾)端露出,以便随时观察末梢血液循环情况,如发现指(趾)端苍白、发绀、麻木、疼痛、水肿或青紫,显示血运不良现象发生,应立即松开捆扎的布带并重新固定。

4.其他

固定后,尽量避免不必要的搬动,更不可强制患者进行各种活动。固定时不要求过分强调姿势和功能体位,而以方便转运伤员为宜,此种称为输送固定或后送固定。处理后进一步的固定则要求尽量满足肢体功能和治疗的长期需要而称为治疗固定。

四、搬运术

现场初步救治患者后,必须尽快护送,搬运是转运患者必不可少的重要环节。把患者从急救现场搬至担架,或从担架搬至救护车,后再搬下,用担架搬至医院的过程就是搬运。搬运不能看成是一种简单的体力劳动,正确、稳妥、迅速地搬运对患者的救治和预后情况至关重要。

现场搬运患者的基本原则是及时、迅速、安全地将患者搬至安全地带,以防止再次受伤。现场搬运多为徒手搬运,也可用专用搬运工具或临时制作的简单搬运工具进行搬运,切勿因寻找搬运工具而贻误搬运时机。

(一)搬运方法

1.担架搬运法

担架搬运法是最常用的搬运方法,对于转运路途较长、病情较重的躯干或下肢骨折、急危重症的患者最为适宜。担架的种类包括以下几种。

(1)帆布担架:帆布担架结构简单,由帆布一幅,木棒两根,横铁或横木两根,负重带两根,扣带两根所组成。

(2)绳索担架:临时制成,用木棒或竹竿两根,横木两根,捆成长方形的担架状,然后绕以坚实的绳索即成。

(3)被服担架:取衣服两件或长衫大衣翻袖向内成两管,插入木棒两根,再将纽扣妥善仔细扣牢即成。

(4)板式担架:由木板、塑料板或铝合金板制成,四周有可供搬运的拉手空隙。此种担架硬度大,适用于心脑肺复苏及骨折患者。

(5)铲式担架:由铝合金制成的组合担架,沿担架纵轴分为左右两部分,两部分均为铲形。使用时可将担架从患者身体下插入,使患者在不移动身体的情况下,置于担架上,主要用于脊柱和骨盆骨折的患者。

(6)四轮担架:用轻质合金带四个轮子的担架,可从现场平稳地推到急救车、飞机和救生艇等,舱内固定好,运至医院后,推入抢救室进一步救治,可减少伤患者痛苦和搬动不当的意外。

担架搬运的方法:可由3～4人组成一组,将患者移上担架;患者头部向后,足部向前,后面的担架员可随时观察患者的病情变化;担架员步调要一致,平稳前进;向高处抬时(如上台阶和上桥等),前者放低,后者抬高,使患者保持水平状态;下台阶时,则相反。

2.徒手搬运法

在现场找不到担架,转运路程较近,可采用徒手搬运法。此法对患者和搬运者双方都比较劳累,病情重的患者,不宜采用此法。

(1)单人搬运法的种类。①背负法:急救者站在患者前面,呈同一方向,微弯背部,将患者背起,胸部创伤患者不宜采用此法;如患者卧于地上,不能站立,则急救者可躺在患者一侧;一手紧握患者后腰,另一手抱其腿,用力翻身,使其伏于急救者背上,而后慢慢站起。②抱持法:患者如能站立,急救者站于患者一侧,一手托其背部,另一手托其大腿,将其抱起;患者若有知觉,可让其用手抱住急救者的颈部。③扶持法:对病情较轻且能够站立行走的患者可采取此法,急救者站在患者一侧,使患者靠近他的一臂,揽着自己的头颈,然后急救者用外侧的手牵着他的手腕,另一手伸过患者背部扶持他的腰,使身体略靠着急救者,扶着行走。

(2)双人搬运法的种类。①椅托式:甲以右膝跪地,乙以左膝跪地,各以一手伸入患者大腿之下而互相紧握,另一手彼此交替支持患者背部。②拉车式:两名急救者,1名站在伤患者头部,两手插到其腋前,将其抱在怀内,另一名站在其足部,跨在患者两腿中间,两人步调一致慢慢抬起患者卧式前行。③平抱或平抬式:两人并排一侧,将患者平抱,亦可一前一后、一左一右将患者平抬。

(3)3人搬运或多人搬运法:3人并排,将患者抱起齐步一致前进;四人或六人可面对面站立将患者抱起。搬运过程中,动作要轻巧、敏捷、协调一致,避免震动,减少患者痛苦,在路途较远时,应寻找合适的交通工具再进行转送。

3.特殊患者的搬运方法

(1)腹部内脏脱出的患者:先进行包扎以保护脱出的内脏,然后搬运。包扎方法如下:①患者双腿屈曲,腹肌放松,防止内脏继续脱出。②脱出的内脏严禁送回腹腔，避免加重污染，可用大小适当的碗扣住内脏或取患者的腰带做成略大于脱出内脏的环，圈住脱出的脏器后用三角巾包扎固定。③包扎后取仰卧位，注意腹部保暖，防止肠管过度胀气。

(2)昏迷患者：患者平卧或俯卧于担架上，头偏向一侧，以利于呼吸道分泌物引流。

(3)骨盆损伤的患者：骨盆损伤时应先将骨盆用三角巾或大块包扎材料做环形包扎，然后让患者卧于门板或硬质担架上，膝微屈，下部加垫，再进行搬运。

(4)脊柱损伤的患者：搬运时严防颈部和躯干前屈或扭转，应使脊柱保持伸平直。注意事项：①颈椎损伤的患者应四人搬运，一人专门负责头部的牵引固定，保持头部与躯干部成直线，3 人蹲在患者同一侧，一人托肩背部，一人托腰臀部，一人托双下肢，同时站起，将患者放在硬质担架上，然后将患者的头部两侧用沙袋固定或用颈托固定颈部。②搬运胸腰椎患者时，3 人同在患者右侧，一人托肩背部，一人托臀部，一人托双下肢，同时站起，将患者放在硬板担架上，然后将患者头部两侧用沙袋固定或用颈托固定颈部。③搬运胸椎患者时，3 人同在患者右侧，一人托肩背部，一人托臀部，一人托双下肢，同时起立将患者放在硬质担架上。

(5)异物刺入体内的患者：若刀子、匕首、钢筋、铁棍及其他异物因意外刺入体内后，切忌拔出异物再包扎。异物可能刺中重要器官或血管，如果盲目将异物拔出，会造成出血不止，甚至导致更严重的伤情发生，应包扎后搬运。包扎方法如下：①先将两块棉垫或替代品安放在异物显露部分的周围，尽可能使其不动摇，然后用棉垫包扎固定，使刺入体内的异物不会脱落。②还可制作环行垫，用于包扎有异物的伤口，避免压住伤口中的异物。③搬运时应避免挤压。刺入物外露部位较长时，要有专人负责保护刺入物。途中严禁震动，以防刺入物脱出或深入。

(二)注意事项

1.搬运前准备

搬运前，必须先对患者进行急救，在原地检伤、包扎、止血和固定等妥善处理后，再行搬运；按不同的伤情和环境采取不同的搬运方法，避免再次损伤和由于搬运不当造成的意外伤害；最好选用装备齐全的救护车运送患者，以提高转运效率和救治成功率。在救护车不能迅速到达的偏远地区，宜选择能使患者平卧的车辆转运，如果条件允许，最好进行航空救护；对于严重创伤的患者应尽量减少搬运。

2.搬运过程要求

搬运过程中动作要轻巧、敏捷、步调协调一致，遵循节力原则，速度适宜，避免震动，以减少患者的痛苦；对于创伤患者，如果无明显禁忌证，可注射小剂量吗啡或哌替啶镇痛，以减轻转运途中的疼痛，防止创伤休克；颈部固定时，注意要轴线转动，不只颈部不能前屈、后伸和扭曲，身体其他的骨关节和脊椎也要避免弯曲和扭转，以免加重损伤；搬运过程中，应注意观察患者的伤势和病情变化，确保患者安全。保持呼吸道通畅，防止窒息。注意保暖，对于意识不清或感觉障碍的患者，忌用热水袋，以免烫伤。如发现面色苍白、头昏、眼花和脉搏细弱等休克征象时，必要时应暂停护送，进行就地急救处理，待情况好转后，再继续护送。

五、抗休克裤的应用

抗休克裤(military antishock trousers，MAST)专为紧急抢救各种原因所致的低血容量性休克患者而设计，它通过为休克患者的腹部和下肢施加可测量和可控制的压力，可促使血液回流，使得患者体内有限的血液实现最优分配，进而迅速改善心、脑等重要器官供血。

(一)结构

我国自行设计的抗休克裤一般是用两层聚乙烯织物制成的中空气囊，由外套、气囊、充气嘴、压力表和尼龙搭扣固定绊等组成。裤子为开片式，展开呈平面结构。腹部及两下肢片分别合拢并用尼龙搭扣固定，然后绊扣合成后形成裤腰及裤腿，还可以按患者的身材调整搭扣的搭接长度，以保证穿着贴身束紧。气囊内能耐受 13.3 kPa(100 mmHg)以上的压力，外包护套可供换洗。

(二)原理

1.抗休克

通过充气抗休克裤包绕性加压，可增加血管外周阻力和心脏后负荷，使腹部和下肢的静脉池收缩，从而增加心排血量，升高血压，保证重要器官(如心、脑和肺等)的血液供给，促进休克患者的复苏。

2.止血

一般抗休克裤充气后压力可达 2.7～5.3 kPa(20～40 mmHg)，可有效降低受压部位血管内、外压力梯度，达到止血的效果。

3.骨折固定

抗休克裤充气后，可形成气性硬板，且紧贴肢体。因此，可作为临时夹板制动固定骨折部位，减轻疼痛，适用于骨盆骨折或双下肢骨折。

(三)适应证

动脉收缩压<10.7 kPa(80 mmHg)的低血容量休克、神经源性休克和过敏性休克，或动脉收缩压<13.3 kPa(100 mmHg)，伴其他休克症状；腹部或腹部以下的活动性出血，急需直接加压止血者；胸或脑外科手术过程中防止低血压；骨盆骨折或双下肢骨折急需固定者，以及已伴有持续出血而出现低血压者。

(四)禁忌证

脑水肿、脑疝和充血性心力衰竭者；横膈以上的活动性出血灶和创伤患者；腹部损伤伴内脏外露患者；高血压患者；孕妇。

(五)使用方法

使用原则是先下肢后腹部，先单肢后双肢，选择性的给双下肢及腹部包裹气囊。方法是将抗休克裤展开(必要时抗休克裤平铺在担架上)，从患者身体的一侧垫入患者身后，依次包裹双下肢片及腹部片，扣紧尼龙扣，要求上缘必须达到肋缘和剑突下，下缘可至踝部，以便充分发挥充气作用，开动脚踏式充气泵，使气囊充气，没有充气泵时，紧急情况下也可用口吹打气筒和氧气筒充气。充气至气体从放气阀释出和伤患者生命体征稳定，可关闭阀门，也可根据需要充放气，一般压力达到2.7～5.3 kPa(20～40 mmHg)即可获良好效果，囊内压超过13.3 kPa(100 mmHg)时则自动开放减压阀排气减压。

不需要抗休克裤时，应先保证一条有效静脉通路，使抢救工作就绪进行，再打开活气塞，逐渐放气。并迅速行扩容治疗，收缩压维持在13.3 kPa(100 mmHg)，继续放气。放气过快可致血压骤降，应注意避免。

(六)护理要点

1.掌握适应证和禁忌证

由熟悉休克急救知识的专业人员来决定是否使用，熟悉创伤的病因，严格掌握使用的适应证和禁忌证。

2.密切观察生命体征

休克裤穿着要正确、熟练，随时监测神志、血压、脉搏、呼吸、瞳孔的情况和囊内压的变化，在血压监护下缓慢放气，先从腹囊放气，放气时如血压下降0.7 kPa(5 mmHg)，应停止放气，使用过程中应及时补充血容量。

3.并发症的预防

较长时间(超过4小时)穿休克裤时，应适当降低气压，并适量输入5%碳酸氢钠，以防受压部位因为低灌注导致代谢性酸中毒。通气功能受限，呼吸频率加快；可能使肾脏缺血，出现少尿；使横膈以上的出血部位出血增加；因回心血量增加和提高外周阻力，使心脏负荷加大，可致心力衰竭。

第五节 多功能监护仪的使用

多功能监护仪是临床常见的用于疾病诊断和监测的医疗仪器，可连续监测心电图（electrocardiograph，ECG）、呼吸（RESP）、无创血压（non-invasive blood pressure，NIBP）、血氧饱和度（SpO_2）和脉搏（P）等重要参数。

多功能监护仪除能显示各参数的监测情况外，还有报警装置信息储存、回放及传输，对心律失常进行自动分析，并且通过中央监护系统将病区多台监护仪联网，可以同时监测多个患者。因此多功能监护仪可以将急危重患者的信息及时、准确地向医护人员报告，使医护人员随时监测到患者的病情变化，为临床诊断及救治提供重要的参考指标，是ICU必备的监测仪器之一。

一、适应证

各种危急重症患者和抢救患者的监护；手术中或手术后患者的监护；心脏起搏器植入术前、后的患者心率的监护及起搏效果的观察。

二、操作程序

（一）评估患者

1.全身情况

患者的年龄、病情、意识状态和生命体征等情况。

2.局部情况

患者胸前区皮肤和指（趾）甲的情况。

3.心理状态

患者有无紧张、焦虑和恐惧等心理反应。

4.健康知识

清醒患者能够说出使用多功能监护仪的目的、方法、注意事项及配合要点。

(二)操作准备

1.操作者准备

衣帽整洁,洗手。了解患者病情及使用监护仪的目的和操作方法。

2.患者准备

(1)患者及家属了解使用监护仪的目的、方法、注意事项及配合要点,愿意接受和配合。

(2)根据病情,患者可采取平卧位、半卧位或侧位,感觉舒适。

(3)清洁放电极片部位的皮肤,有胸毛者应剃除以尽可能降低皮肤电阻。

(4)清洁指甲,选择合适的指甲,避开外伤、瘫痪、涂指甲油的手指或足趾。

3.用物准备

多功能监护仪 1 台,心电监护仪、血压计、SpO_2 导联线、血压袖带、SpO_2 探头、电极片数片(3~5 个)、生理盐水棉球或纱布、75%酒精和重症监护记录单。

4.环境准备

室内温度和湿度适宜,环境安静、整洁,光线充足。无电磁波干扰。

(三)操作步骤

1.核对患者

携用物到患者床旁,核对床号和姓名。做好使用监护仪的解释和安慰工作,以取得患者的合作。

2.接通电源

心电监护仪电源插头插入外部交流电源插座。如有心电监护仪显示屏电源插座也应一并插入。

3.仪器自检

开启心电监护仪的电源开关(power on 或 on/off),待仪器自检后,自动进入主屏。

4.皮肤准备

暴露胸部,用纱布沾 75%酒精清洁放置电极片部位的皮肤,待干,确保电极与皮肤的紧密接触。

5.安放电极,监测心电图

贴附心电电极片,将电极片连接至心电导联线上。电极片贴于患者胸部正确位置,注意避开伤口、除颤部位、骨骼以及患有皮疹皮炎处。选择模拟导联,一般选用胸前综合导联,该导联记录的心电图图形比较清晰,受肢体活动干扰少,确认心电波形及心率数值正常。临床上心电监护仪的导联装置由 3 导联装置和 5 导联装置两种。

6.监测血压

将袖带平整缠于上臂中部，距肘窝 2～3 cm，松紧适宜，缠绕要求与水银血压计袖带的相同。维持患者用于测血压的肢体与心脏在同一水平位置，按 START 键即可进行一次手动测量，确认血压数值正确。

7.监测脉搏血氧饱和度

将血氧饱和度探头夹于患者手指，将氧饱和度电极有光源一面置于患者的指(趾)甲背面，确认血氧饱和度波形和数值正常。

8.主屏设置调节参数

进入监护仪设置，选择患者类型(默认为成人)及监护类型(标准和外科等)。输入患者资料，分别调节心电图、SpO_2、R 和 NIBP 等参数及相关信息。

9.开始监护

设置完毕，返回主屏界面，监护仪自动开始监护。

10.固定导线

对躁动患者，应固定整理好电极和导线，避免电极脱落以及导线折叠缠绕。

11.健康指导

根据病情协助患者取合适卧位，为患者扣好衣服，盖好被子。清醒患者询问感受，向患者和家属交代注意事项。

12.用物处理

洗手，整理用物，垃圾按要求分类处理。

13.观察记录

观察心率、心律、心电图波形、脉搏、血氧饱和度和血压等，并及时记录于重症监护记录单上，发现异常及时处理。

14.停止监护

病情好转，根据医嘱停止监护，向患者说明，取得合作后关机。应先取下心电导联线及电极片、SpO_2 探头和血压袖带，清洁患者皮肤，再关闭电源开关，拔出电源插头。清洁消毒仪器，有序放置相关附件，放置于指定地点，备用。

三、心电监测的常见故障

(一)心电图波形模糊不清

多因电极与皮肤接触不良，如电极粘贴不牢或脱落、导电膏干燥、皮肤处理不好、导联线连接有松动或断裂等。

(二)基线漂移

多为患者活动、电极固定不良或腹式呼吸的影响。

(三)ECG 振幅低

多为正、负电极距离太近或者两个电极之一恰好放在心肌梗死部位相应的体表。

(四)严重的肌电干扰(细颤波)

多为电极放于胸壁肌肉丰富部位或患者寒战。

(五)直流转换不良

多为导联线与主机连接处肮脏;电线或导联有断裂;监护仪的开关接触不良。

(六)严重的交流电干扰(粗颤波)

多与地线未被安全连接有关,如其他医疗器械的地线和监护仪地线连接在一起,任何室内的线路(诸如电用加热器、电毛毯、收音机、电视和手机等)与患者电线接近。

四、护理要点

调整有实际意义的报警界限,不能关闭报警声音。密切观察记录心率、心律、心电图波形、SpO_2 和血压情况,及时、正确处理报警、排除故障干扰及异常监测值,发现异常时即时通知医师。

(一)ECG 监测

(1)为获得清晰的心电图,应避免各种干扰。

(2)导联线应正确连接,否则心电图监护功能将失效。

(3)将用来作呼吸信号提取的两个极板 RA 和 LL 在胸廓上的左右位置,分开来一定距离,以免呼吸信号微弱,无法正确进行呼吸计数。

(4)监护仪胸前综合导联所描记的心电图监测不能替代常规的心电图检查,因为其是模拟导联不能按常规心电图的标准去分析 ST-T 改变和 QRS 波形形态。

(二)NIBP 监测

(1)启动测压键前一定要系好袖带,否则在无袖带状态下充气,易损坏气泵。

(2)需要密切监测血压者,每两小时更换袖带部位,避免皮肤损伤,袖带定期清洁消毒。

(3)充、放气时间不能过频,以免影响远端肢体的灌注。

(4)定期用水银血压计校对,若在正确的测量方法下对监测的数值产生怀疑时,应更换其他测量方法。

(三)SpO_2 监测

长时间将 SpO_2 传感器放在一个手指上,可能使局部皮肤变红、起疱,还可能引起局部坏死,影响血液循环及测量精确度,应每隔两小时观察测量部位的末梢循环情况和皮肤情况,并更换传感器的安放部位。

(四)安置电极片

(1)贴电极片前应先清洁局部皮肤,使其脱脂干净尽可能降低皮肤电阻,电极片与皮肤应紧贴、平整。

(2)为了除颤时放置电极板,应留出易于暴露心前区的部位。

(3)患者翻身时注意勿将电极拉脱。

(4)定期观察患者粘贴电极片处的皮肤,连续监测 72 小时需更换电极片和电极片的位置,以防过久的刺激皮肤,若对电极片有过敏迹象,则每天更换电极片或改变电极片位置。

(5)嘱患者不要自行移动或摘除电极片,避免在监测仪的附近使用手机,以免干扰监测波形。

第六节 电除颤仪的使用

电除颤仪是应用电击来抢救和治疗心律失常的一种医疗电子设备。自其问世以来,因其大大提高了心搏骤停患者的抢救成功率而成为非常重要的抢救仪器。临床上分为非同步电复律又称为心脏电除颤和同步电复律。

电除颤术的目的:在遇到严重且快速的心律失常的情况下,在短时间内向心脏通以外加的高能量脉冲电流,利用生物允许量的瞬间电流使全部或大部分的心肌细胞在同一时间除极,使心脏电活动短暂地停止,以消除心脏任何部位的异位兴奋灶,然后由窦房结或房室结发放冲动,从而恢复有规律的、协调一致的收缩，使之转复为窦性心律的方法，用以纠正各种心律失常。

一、适应证

（一）非同步电复律

心室颤动（ventricular fibrillation，VF）；心室扑动；快速室性心动过速伴血流动力学紊乱，QRS 波增宽不能与 T 波区别者。

（二）同步电复律

新近发生的心房扑动或心房颤动，在去除诱因或使用抗心律失常药物后不能恢复窦性心律者；室上性心动过速，非洋地黄中毒引起，并对迷走神经刺激或抗心律失常治疗无效；室性心动过速，抗心律失常治疗无效或伴有血流动力学紊乱者。

二、禁忌证

缓慢心律失常伴病态窦房结综合征（sick sinus syndrome，SSS）的异位性快速心律失常；洋地黄过量引起的心律失常（除心室颤动外）；严重低血钾；心房颤动持续一年以上，长期心室率不快，心脏（尤其是左心房＞47 mm）明显增大、心房内有新鲜血栓形成或近 3 个月有栓塞史；病史多年，伴有高度或完全性房室传导阻滞的心房颤动、心房扑动和房性心动过速；不能耐受转复后长期抗心律失常药物的治疗者。

三、操作程序

（一）评估患者

1.全身情况

电复律术首先用于心室颤动，应重点评估患者的生命体征，测体温、呼吸、脉搏和血压，有条件者进行心电监护，监测心电图和血压，ECG 心律失常类型和是否有室颤波。

2.局部情况

局部情况包括患者胸部皮肤有无炎症和损伤，贴放心电监测的电极片时，注意避开除颤部位。

3.心理状态

清醒患者，评估患者有无紧张、焦虑和恐惧等情绪及对电复律的态度。

4.健康知识

评估清醒患者对所患心律失常防治相关知识的了解情况。

(二)操作准备

1.操作者准备

衣帽整洁,戴口罩,摘下手表及身上金属饰品。洗手后保持干燥,必要时可戴橡胶手套绝缘。向患者和家属介绍电复律术的目的、过程及可能出现的不适感,以取得配合。

2.患者准备

患者家属应了解电复律术的目的、过程及可能出现的不适感,愿意接受和配合,签署知情同意书。患者卧硬板床,松开衣领和裤带,去除身上金属物品,有义齿者取下。术前给予充分吸氧,建立静脉输液通路,做 12 导联心电图,去除患者身上(除心电监护仪以外)其他医疗仪器,注意保暖。

3.同步电复律的特殊准备

心房颤动患者应先进行抗凝治疗。使用维持量洋地黄类药物的心房颤动患者,遵医嘱复律前停用洋地黄药物 24～48 小时,并给予改善心功能、纠正低钾血症和酸中毒药物。复律前 1～2 天口服奎宁丁 0.2 g,每 6 小时一次,预防转复后心律失常再发或其他心律失常的发生。服药前做心电图,观察 QRS 波时限及 QT 间期的变化。复律术当天术前 4 小时禁食,排空膀胱。

4.用物准备

电除颤仪、导电糊(膏)、生理盐水浸湿的纱布垫、地西泮、心电监护仪、呼吸机、抢救物品和药品。电源:单相 220 V 三线,带单独接地线,频率 50 Hz。电池供电:机内 12 V,12 AH。检查电源接地是否良好,所有的电缆是否正确连接,有无裸露和破损等。

5.环境准备

室内温度不低于 18 ℃,相对湿度适宜,环境安静、整洁,光线充足。

(三)实施步骤

1.同步电复律的使用方法

(1)核对患者,向家属说明病情及除颤注意事项,对清醒患者给予解释,以取得合作。

(2)患者平卧于绝缘的木板床上,充分暴露胸壁,清洁并擦干电击处的皮肤。

(3)连接除颤仪导线,接通电源,打开除颤器开关,选择 R 波较高耸的导联,进行示波观察。

(4)将除颤仪设置为同步状态,同步电除颤按下“sync”键。

(5)遵医嘱用地西泮 0.3～0.5 mg/kg 缓慢静脉注射予以麻醉,达到患者睫毛反射开始消失的深度,麻醉过程中严密观察患者呼吸。

(6)选择能量:按下“energy select”键,选择所需功率:室性心动过速除颤能量为 100～200 J,阵发性室上性心动过速除颤能量为 100～150 J,心房扑动除颤能量较小,为 50～100 J,心房颤动除颤能量为 150～200 J。

(7)充电:按下“charge”键,充电完毕后红灯亮。

(8)放置电极板:将两块电极板用 8～12 层生理盐水浸润的纱布包裹或均匀涂满导电糊,前-侧位,正极侧电极板放于左侧平乳头腋中线第 5 肋间(心尖部),负极前电极板放于胸骨右缘第 2、3 肋间(心底部)即右侧锁骨下方,两电极板之间距离相距 10 cm 以上。

(9)放电:嘱任何人不得接触患者、病床及与患者相连接的仪器设备,暂时关闭临时起搏器。两电极板采用同步放电,垂直下压电极板,使之与胸壁皮肤紧密接触不留空隙,以保证电流量最大限度通过心肌,同时按压放电开关“shock”键,此时患者身体和四肢会抖动一下,说明放电完毕,通过心电监护仪的显示屏观察患者心室颤动的波形有无改变,是否恢复窦性心律。

(10)根据情况决定是否需要增加放电功率再次行电复律。重复进行时,每次间隔 3 分钟以上,3～4 次为限,最大能量<400 J。除颤完毕,开关置“OFF”位置,关闭电源。洗手,整理用物,清洗电极板并擦干,除颤仪充电备用。

2.非同步电除颤使用方法

(1)选择电能剂量,充电。将除颤仪设置为非同步状态,选择除颤能量,单相波除颤推荐采用 360 J。AHA 目前较支持双相波除颤,首次除颤采用低能量 120～200 J,不逐级增加的双相波除颤方法,有安全、有效和除颤后复发率低的特点。

(2)放置电极板的方法、部位与同步电复律相同。

(3)首次除颤后立即通过心电监护仪观察患者是否转为窦性心律。若心室颤动持续存在,可连续电击,能量递增(200 J,300 J,360 J),第 3 次除颤,电量不超过 360 J 直至转复成功或停止抢救。

(4)如心电监测显示为心电静止,应立即给予肾上腺素静脉注射。

(5)细颤型心室颤动的患者,应先进行心脏按压、氧疗及药物治疗等处理后,使细颤变为粗颤,再进行非同步电击除颤。

四、护理要点

(一)准确掌握适应证

非同步电复律必须在患者神志不清时进行电除颤。对于心室静止和心电-机械分离(electromechanical dissociation,EMD)的患者,不建议除颤,以免诱发心室停顿。

(二)安全管理

除颤前确定患者除颤部位无潮湿、无敷料,电极板放置避开瘢痕和伤口。确定任何人不能直接或间接接触患者及病床,操作者身体不与患者接触,也不能与金属类物品接触,以免触电。手持电极板时,两极不能相对,也不能面向自己,禁忌电极板对空放电,以及其面对面放电。电击期间,禁止吸烟并关闭氧气筒,以免失火。

(三)监测病情

除颤过程中与除颤成功后,均须严密监测并记录心律、心率、呼吸、血压和神志等病情变化,记录复律前后的心电图,加以前后对照,以供日后参考。

(四)并发症的预防

1.心律失常

大多心律失常在数分钟后可自行消失,无须特殊处理。对频发室性期前收缩、室早二联律和短暂室性心动过速,应遵医嘱使用抗心律失常药物,如利多卡因静脉注射治疗。若发生室性心动过速和室颤,可再行电击复律,并与胸外按压交替进行。如已复律,应立即检查有无有效脉搏。

2.栓塞和低血压

有栓塞史的患者,复律前后宜进行抗凝治疗两周,以防止新生成的血栓在转复时脱落。电复律后出现低血压,一般无须特殊处理。血压下降明显和持续时间长,遵医嘱使用多巴胺等升压药。

3.心肌损伤

尽可能用最低有效电能量。电极板不能放置在起搏器上,应距离起搏器的脉冲发生器的位置≥10 cm,并尽量用前后位放置电极板。持续长时间 ST 段抬高,心肌酶也明显升高,则常提示心肌损伤,给予营养心肌治疗,同时监测心律失常或心力衰竭。

4.呼吸抑制和喉痉挛

通知医师,给予相关呼吸兴奋剂。严重时行气管插管等方式以辅助呼吸。

5.皮肤灼伤

清洁患者皮肤时不能使用酒精和含有苯基的酊剂或止汗剂。电极板放的位置要准确，与患者皮肤密切接触，导电糊涂满电极板的边缘以免烧伤皮肤。保持除颤两电极板之间皮肤干燥，也不可使导电糊或生理盐水过多外溢而相互沟通，并且导致穿越心脏的电流减少引起复律失败。如出现轻度红斑、疼痛或肌肉痛，一般 3～5 天可自行缓解，不需处理。重者按灼伤护理，进行局部消毒换药处理。

6.肺水肿

可适当应用血管扩张剂、利尿剂和强心苷类药物。

(五)专人负责

使用后电极板充分清洁，及时充电备用。注意不要碰撞机器，电极板的连接导线不要过度弯曲。建立仪器使用和维修记录本，专人管理，每天交班，定时充电，除颤仪呈完好备用状态。

(六)复律后护理

进行同步电复律心律转复后，密切观察患者的呼吸、心律和血压，直到患者苏醒。

1.休息

患者卧床休息 24 小时，必要时给氧。清醒后两小时内避免进食，以免引起恶心和呕吐。

2.药物治疗

遵医嘱继续服用奎尼丁(或洋地黄及其他抗心律失常药物)0.2 g，每 6～8 小时一次，以维持窦性心律。

3.心电监护

持续心电监护 24 小时，除颤后在原位继续心电监护，加以前后对照，每 30 分钟记录心率、心律和血压一次。密切观察患者神志、瞳孔、皮肤及肢体活动情况，及时发现患者有无栓塞征象。

第七节　心电图机的使用

心脏在每个心动周期中，由起搏点、心房和心室相继兴奋，伴随着生物电的变化，通过心电描记器从体表引出多种形式的点位变化的图形简称心电图，是循环系统疾病患者最常用的无创性检查之一，对各种心律失常的诊断分析有不可替代的作用，凡有心悸、心前区不适或原有心脏病患者均需做心电图检查。

一、常用心电图导联法

目前临床应用最普通的导联体系是由 Einthoven 创设的国际通用的导联体系，即常规导联体系，分为肢体导联和胸导联。

(1)肢体导联包括标准导联，Ⅰ、Ⅱ、Ⅲ(也称双极肢导联)和 aVR、aVL、aVF(也称加压单极肢导联)。

(2)胸导联包括 V_1、V_2、V_3、V_4、V_5 和 V6，必要时加用胸壁附加导联 V_7、V_8、V_9、V_3R、V_4R 和 V_5R。

二、适应证

各种心律失常和心力衰竭；心肌受损，胸痛、心绞痛和心肌梗死，特征性的心电图改变和演变是诊断心肌梗死最可靠和最实用的方法；心脏病变；心脏手术和非心脏手术患者；观察洋地黄和抗心律失常药物疗效及不良反应；各类休克患者；电解质紊乱；呼吸衰竭。

三、操作程序

(一)评估患者

1.全身情况

了解患者的年龄、性别、体重、生命体征、意识状况、自理能力和既往心血管病史，目前的医疗诊断和病情，评估肝肾功能和胃肠功能有无异常。

2.局部情况

心前区皮肤状况，服用药物及电解质紊乱的情况，与当前病情是否有关。评估发病前的诱发因素，如情绪激动、劳累、饥饿、寒冷和便秘等。

3.心理状态

患者对治疗的态度、对药物的依赖性、对心电图检查的认识及配合程度。

4.健康知识

评估患者对疾病的认识及心电图检查的目的、方法、注意事项及配合要点的认知程度。

(二)操作准备

1.操作者准备

衣帽整洁,修指甲,戴口罩,取下金属物品。

2.患者准备

当天禁止服用各种抗心律失常药、兴奋药和镇静药。检查前30分钟避免饱餐及剧烈运动,保持情绪稳定。取下活动性义齿、金属饰物和手表,以防电波干扰。

3.用物准备

心电图机、生理盐水、导电糊和纱布。使用交流电源的心电图机必须检查电源接地线是否良好,所有的电缆是否正确连接,有无裸露破损等。

4.环境准备

室内温度不低于18 ℃,以避免因寒冷引起的肌电干扰。床旁不要放置其他电器用具(不论通电与否)和穿行的电源线。放置屏风或拉帘,注意保护患者隐私。

(三)实施步骤

(1)核对患者:将心电图机推至病房,核对床号和姓名。做好心电图操作的解释和安慰工作,以取得患者合作。

(2)体位:患者平卧于绝缘床上,双臂与躯干平行,暴露前胸、双手腕内侧和双下肢内踝部,注意保暖和屏风遮挡。

(3)固定电极:拭去放置电极部位皮肤上的汗渍和污垢后,用导电糊涂擦以减少皮肤电阻,将电极板贴好固定:应贴紧密,皮肤固定处松紧适宜。

(4)连接肢导联:按顺序红色导线接右上肢,黄色接左上肢,蓝色接左下肢,黑色接右下肢。

(5)连接胸导联:将导联线与各极板相连,最后依次接胸导联。注意连接好地线。

(6)打开电源开关,保证性能良好:检查有无电极干扰现象,调节灵敏控制,保证基线平稳,定准电压。

(7)描记各导联:告知患者身体勿移动,调拨导联选择器开关,按Ⅰ、Ⅱ、Ⅲ、aVL、aVR、aVF、V_1、V_2、V_3、V_4、V_5 和 V6 顺序描记,每一导联描记3个完整波形;打印12导联心电图。

(8)关机:描记结束,关闭电源,取下电极和导联线,将局部皮肤擦净。

(9)安置患者:协助患者整理衣服,取舒适卧位。

(10)贴图记录:取下心电图记录纸,按描记顺序规范地贴图,标出心电图各导联,注明科室、床号、姓名、性别、年龄、日期、时间和操作者签名。

(11)将 12 导联心电图及时交值班医师。

四、护理要点

(一)术前宣教

操作前向患者解释心电图检查是无创伤性检查,以消除患者紧张情绪。在每次做常规心电图之前,应充分休息。操作中检查时应尽量取平卧位,患者保持安静,肌肉放松,平静呼吸,勿说话,勿过度呼吸,勿移动体位,肢体不要接触铁床或他人皮肤,防止产生干扰波形而影响分析。暴露患者时,应观察患者面色,注意保暖及保护患者隐私,操作时间<5 分钟。

(二)部位准确

严格按照国际统一标准,准确安放 12 导联常规心电图,女性乳房下垂者,应托起乳房,将 V_3、V_4 和 V_5 电极安放在乳房下缘胸壁上,而不应该安置在乳房上。如果病情需要应加做 V_7、V_8、V_9、V_3R、V_4R 和 V_5R 的 18 导联心电图。描记 V_7、V_8 和 V_9 导联心电图时,必须仰卧位,而不应该在侧卧位时描记,背部的电极最好选用扁的吸杯电极,或临时贴一次性心电监护电极并接上导联线代替。如需加做 1 分钟心电图,可按"节律"键等待 1 分钟后心电图机打印出自动分析图纸。

(三)安全管理

心电图检查时应正确登记患者姓名,以免张冠李戴,出现差错。以避免出现人为异常心电图。应用导电糊时,应涂擦在患者的皮肤上,而不应该把导电糊涂在电极上。此外,还应尽量避免用棉签或毛笔蘸生理盐水或酒精,甚至于自来水代替导电糊,容易造成皮肤和电极之间的阻抗增加,极化电位不稳引起基线漂移或其他伪差。如出现基线不稳或干扰时,应注意观察患者的呼吸情况,检查电机是否接触良好。

第二章

常见危象的急救护理

第一节　垂体危象

一、概述

垂体危象即垂体功能减退性危象，是在垂体功能减退基础上，各种应激如感染、手术、创伤、寒冷、腹泻、呕吐、失水、饥饿，各种镇静剂、安眠剂、降血糖药物等可诱发垂体危象。根据临床表现分为高热型（体温＞40 ℃）、低温型（体温≤30 ℃）、低血糖型、循环衰竭型、水中毒型及混合型。

二、病情观察与评估

（1）监测生命体征，观察有无体温升高或降低，有无心率加快、脉细速、血压下降、低血糖等表现。

（2）观察患者有无意识淡漠、神志模糊、谵妄、抽搐、昏迷等表现。

（3）观察神经系统体征以及瞳孔大小、对光反射的变化。

（4）观察有无心率加快、出冷汗、乏力等低血糖表现。

三、护理措施

（一）卧位

卧床休息，昏迷患者头偏向一侧。

（二）氧疗

遵医嘱吸氧，严重低氧血症和/或休克患者常给予气管插管呼吸机辅助通气，遵循气管插管护理常规。

（三）纠正低血糖

遵医嘱予 50％葡萄糖 40～60 mL 快速静脉推注，每小时监测血糖，维持血糖在 6～10 mmol/L。

(四)纠正休克

建立静脉双通道，快速补液及遵医嘱应用升压药物等抗休克治疗措施。

(五)体温监测与护理

低温与甲状腺功能减退有关，遵医嘱给予小剂量甲状腺激素，并注意监测心率，同时采取保暖措施。高热者(体温＞40 ℃)采用冰帽及大动脉处冰敷。

(六)药物护理

(1)禁用或慎用吗啡等麻醉剂、镇静剂、催眠药、降糖药，以免诱发昏迷。

(2)使用糖皮质激素者观察有无上腹部饱胀、频繁呃逆，血压下降、黑便等消化道出血的不良反应。

(3)使用血管活性药物、高糖、钾、钠等，观察血管有无红、肿、疼痛等静脉炎的表现。注意血管的选择，防止药物外渗，最好使用中心静脉输注药物。

(七)饮食护理

昏迷者留置胃管，鼻饲流质饮食。患者清醒能进食后，给予富含高热量、高蛋白、高维生素、易消化的食物，少量多餐。

四、健康指导

(1)教会患者自测心率、心律、体温，识别垂体危象的征兆，如有感染、发热、腹泻、呕吐、外伤、头痛等情况，立即就医。

(2)告知家属若发现患者有精神异常行为如兴奋、多语、情绪不稳、烦躁等及时就医。

(3)告知患者避免过度劳累、外伤、寒冷等诱发因素。

(4)告知患者不可自行减药或停药，定期门诊复诊。

(5)随身携带急救卡，以便发生意外时得到及时救治。

第二节　甲状腺危象

一、概述

甲状腺危象是甲状腺毒症病情的极度加重并危及患者生命的严重表现。感染、手术等应急状态和心力衰竭、败血症、严重创伤等躯体疾病是甲状腺危象主要的诱发因素。

二、病情观察与评估

(1)监测生命体征,观察患者有无高热及心动过速。

(2)观察患者有无意识模糊、谵妄、嗜睡、昏迷等。

(3)观察患者有无大汗淋漓、皮肤潮红或苍白和脱水的表现。

(4)观察有无食欲缺乏、恶心、呕吐、腹痛、严重腹泻等消化道症状。

(5)评估患者有无因烦躁、谵妄导致坠床的危险。

三、护理措施

(一)卧位与休息

绝对卧床休息,呼吸困难时取半卧位。

(二)氧疗

遵医嘱吸氧。

(三)高热的处理

高热时使用物理或药物降温,必要时人工冬眠疗法。

(四)用药护理

(1)迅速建立静脉通道及时准确用药。

(2)首选丙硫氧嘧啶口服或鼻饲,开始剂量一般为每天 300 mg,视病情轻重介于 150~400 mg,分次口服,一天最大量 600 mg。病情控制后逐渐减量,维持量每天 50~150 mg,视病情调整。观察有无头痛、眩晕、关节痛和淋巴结肿大以及胃肠道不适等不良反应。

(3)复方碘口服液:首剂 30~60 滴,以后每 6~8 小时 5~10 滴,一般使用 3~7 天后停药。观察有无变态反应、关节疼痛、淋巴结肿大和腹泻、恶心、呕吐、胃痛等消化道不良反应。碘过敏者及活动性肺结核患者禁用,孕妇、哺乳期妇女慎用。

(4)普萘洛尔:注意观察心率,防止心动过缓。

(5)纠正水、电解质和酸碱平衡:一般输入 5%葡萄糖盐水 2 000~3 000 mL/d,根据血钾和尿量合理补钾;对老年或心力衰竭患者控制补液量及速度。

(五)突眼护理

高枕卧位,低盐饮食,戴眼罩、墨镜,避免强光刺激,局部滴眼药等,预防和治疗角膜炎、结膜炎。

(六)预防坠床

烦躁、谵妄患者专人守护,加双侧床挡,必要时实施保护性约束或遵医嘱镇静。

(七)饮食护理

指导患者进食高热量、高蛋白、高维生素的食物,忌含碘食物如海带、紫菜、碘盐,忌饮浓茶、咖啡等兴奋性饮料。

四、健康指导

(1)告知患者避免甲状腺受压、精神刺激、过度劳累,保持身心愉快。

(2)指导患者坚持按剂量、疗程、时间服药,不可随意减量或停药。

(3)定期随访,如有高热、呕吐、腹泻等异常及时就诊。

第三节　肺动脉高压危象

一、概述

肺动脉高压(pulmonary hypertension,PH)是指肺动脉压力超过一定界值的一种血流动力学异常状态,其血流动力学诊断标准为:在海平面,静息状态下,右心导管检查测肺动脉收缩压超过 4.0 kPa(30 mmHg)或肺动脉平均压(MPAP)≥3.3 kPa(25 mmHg)。肺动脉高压危象(PHC)是指在肺动脉高压的基础上,发生肺血管痉挛性收缩,肺循环阻力升高,右心血排出受阻,导致突发性肺高压达到或超过主动脉水平和严重低心排血量的临床危象状态,引发重症的低血压及低氧血症。

二、病因

有很多原因可以导致肺动脉高压,如左心疾病、先天性心脏病、缺氧性病变、肺血栓栓塞症等,这些明确原因导致的肺动脉高压,占肺动脉高压患者的主体,甚至达 99%以上。

(一)左心疾病相关性肺动脉高压

约占全部肺动脉高压的 78.8%。高血压、糖尿病、冠心病等疾病的后期经常会并发心功能不全，在中重度患者中会引起肺循环血流动力学改变和肺血管重构，进一步导致肺动脉高压。

(二)先天性心脏病相关性肺动脉高压

先天性心脏病相关性肺动脉高压主要由心内分流引起。未经手术治疗的先天性心脏病患者合并肺动脉高压的发生率为30%，而经手术治疗的患者合并肺动脉高压的发生率约为15%。

(三)结缔组织疾病相关的肺动脉高压

结缔组织疾病包括各种风湿、类风湿疾病，如干燥综合征、系统性红斑狼疮、硬皮病、血管炎、类风湿关节炎等，在我国患者很多。这一类疾病并发肺动脉高压比例很高，且能显著影响预后，因而原发病的识别与处理至关重要。

(四)缺氧性肺动脉高压

我国是烟草大国，由此导致慢性支气管炎、肺气肿、慢性阻塞性肺疾病(COPD)等慢性肺部疾病高发。支气管扩张、肺结核等这些疾病最后也会导致肺动脉高压，引起右心衰竭。睡眠呼吸障碍患者也会发生肺血管阻力增加，引起肺动脉高压，因此慢性阻塞性肺疾病导致的缺氧是一个值得关注的问题。另一方面，高原性肺动脉高压是国外少有而我国常见的一种疾病，此类患者由于肺泡缺氧，继而发生低氧性肺血管收缩，肺动脉压升高。

(五)慢性血栓栓塞性肺动脉高压

深静脉血栓形成和肺栓塞在临床工作中经常遇到，发病率、致死率、致残率都很高，由此而诱发的慢性血栓栓塞性肺动脉高压也有很高的发生率，临床上也很常见。

(六)其他疾病

其他疾病，如代谢性疾病、血液系统疾病、肿瘤性疾病、血吸虫病、人类免疫缺陷病毒感染等均可引起肺动脉高压。

按照国际上最新分类，以上各种病因导致的肺动脉高压划归为5大类，可以由几十种疾病引起，包括以上提到的各种原因，如特发性肺动脉高压、先天性心脏病、呼吸系统疾病、结缔组织疾病(如硬皮病、系统性红斑狼疮)等。

三、肺动脉高压的分类

肺动脉高压曾经被习惯性地分为“原发性”和“继发性”两类，随着对肺动脉高压认识的逐步深入，2003年世界卫生组织(WHO)“肺动脉高压会议”按照病因、病理生理、治疗方法及预后特点将肺动脉高压分为5个大类，每一大类根据病因及损伤部位的不同又可分为多个亚类，该分类方法对于制订肺动脉高压患者的治疗方案具有重要的指导意义。美国胸科医师学会(ACCP)和欧洲心血管病学会(ESC)2004年又对此分类法进行了修订，肺动脉高压的分类命名(根据WHO 2003、ACCP 2004、ESC 2004综合修订)如下。

(一)动脉型肺动脉高压

动脉型肺动脉高压(PAH)包括特发性PAH(IPAH)、家族性PAH(FPAH)、相关疾病(因素)所致PAH(APAH)、广泛肺静脉或毛细血管受累疾病相关性PAH和新生儿持续性肺动脉高压。其中，相关疾病(因素)所致PAH的疾病(因素)包括胶原血管病、先天性体-肺分流、静脉高压、HIV感染、药物或毒素、甲状腺功能异常、糖原贮积症、戈谢病、遗传性出血性毛细血管扩张症、血红蛋白病、骨髓增生异常及脾切除术等。广泛肺静脉或毛细血管受累疾病包括肺静脉闭塞病及肺毛细血管瘤。

(二)静脉型肺动脉高压

静脉型肺动脉高压又称左心系统疾病伴发肺动脉高压，包括左心房(室)性心脏病及左心瓣膜性心脏病伴发的肺动脉高压。

(三)低氧血症相关性肺动脉高压

低氧血症相关性肺动脉高压包括慢性阻塞性肺疾病、间质性肺疾病、睡眠呼吸障碍、肺泡低通气病变、高原环境下慢性缺氧及肺发育异常所致的肺动脉高压。

(四)慢性血栓和(或)栓塞性肺动脉高压

可导致慢性血栓性和(或)栓塞性肺动脉高压的疾病包括肺动脉近端血栓栓塞、肺动脉远端血栓栓塞及非血栓性(肿瘤、寄生虫、异物等)肺栓塞。

(五)其他原因所致肺动脉高压

可导致肺动脉高压的其他疾病或原因包括结节病、肺朗格汉斯细胞组织细胞增生症、淋巴管肌瘤病及肺血管受压(淋巴结肿大、肿瘤、纤维性纵隔炎)等。

四、病理解剖

肺动脉高压患者的各级肺动脉均可发生结构重建，且严重程度和患者的预后有一定的相关性。肌型和弹性肺动脉、微细肺动脉的主要病理改变是中膜肥厚、弹性肺动脉扩张及内膜粥样硬化。各级肺小叶前或小叶内肺动脉主要表现为狭窄型动脉病变和复合型动脉病变,狭窄型病变包括肺动脉中膜平滑肌肥厚、内膜及外膜增厚;复合病变则包括丛样病变、扩张性病变和动脉炎性病变。对临床表现复杂、诊断困难的肺动脉高压患者,尽量争取行肺动脉病理解剖学检查。

肺动脉高压,尤其是 PAH 具有潜在致命性,早期明确诊断、及时规范治疗是获得最佳疗效的关键,否则患者预后极差。国外研究结果表明,IPAH 多在患者出现症状后 2 年左右才能确诊,而确诊后的自然病程仅 2.5～3.4 年。

五、诊断

(一)病史

1.症状

肺动脉高压本身没有特异性临床表现。最常见的首发症状是活动后气短、乏力,其他症状有胸痛、咯血、眩晕或晕厥、干咳。气短往往标志肺动脉高压患者出现右心功能不全。当发生晕厥或眩晕时,则往往标志患者心排血量已经明显下降。需要强调,肺动脉高压患者首次出现症状至确诊的时间间距与预后有明确的相关性,因此病历采集时应准确记录首次出现症状的时间。

2.危险因素

(1)既往史:先天性心脏病、结缔组织病、HIV 感染史、减肥药物治疗史、肝病及贫血等都是肺动脉高压病因分类的重要线索,故需要全面采集患者的既往史,这样既有助于明确诊断分类,也有助于发现新的危险因素。

(2)个人史:需要注意患者有无危险因素接触史,如印刷厂和加油站工人接触油类物品、HIV 感染、同性恋、吸毒及染发剂等特殊接触史。

(3)婚育史:女性要注意有无习惯性流产史,男性要注意其母亲、姐妹等直系亲属有无习惯性流产史等。

(4)家族史:家族有无肺动脉高压患者至关重要,有无其他家族遗传性病史对于发现新的危险因素、帮助诊断分类亦具有重要意义。

3.体格检查

肺动脉高压的体征:①因肺动脉压力升高而出现 P_2 亢进;②肺动脉瓣开放突然受阻,出现收缩早期喷射性喀喇音;③三尖瓣关闭不全引起三尖瓣区的收缩期反流杂音;④晚期右心功能不全时出现颈静脉充盈或怒张;⑤下肢水肿;⑥发绀;⑦右心室充盈压升高,可出现颈静脉巨大"a"波;⑧右心室肥厚可导致剑突下出现抬举性搏动;⑨出现 S_3 表示右心室舒张充盈压增高及右心功能不全,约38%的患者可闻及右心室 S_4 奔马律。

颈静脉检查有助于帮助判断右心房压力。患者采取45°半卧位,尽量取颈静脉搏动最高点至胸骨柄之间的距离,用厘米表示,再加上5 cm(代表右心房到胸骨柄的距离)即为估测的右心房压力。右心房压力是判断患者预后的重要指标。

与肺动脉高压相关疾病的特殊体征往往可提示诊断。左向右分流的先天性心脏病出现发绀和杵状指(趾),往往提示艾森门格综合征;差异性发绀和杵状趾(无杵状指)是动脉导管未闭合并阻力型肺高压(艾森门格综合征)的特征性表现;反复自发性鼻出血、特异性体表皮肤毛细血管扩张往往提示遗传性出血性毛细血管扩张症;皮疹、面部红斑、黏膜溃疡、关节肿胀畸形、外周血管杂音等是提示结缔组织病的征象。

(二)辅助检查

1.心电图

肺动脉高压患者的心电图表现缺乏特异性,但有助于评价病情严重程度、治疗是否有效及肺动脉高压分类。

有以下心电图改变时往往提示存在肺动脉高压:①电轴右偏;②Ⅰ导联出现S波;③右心室高电压;④右胸前导联出现ST段压低、T波低平或倒置(图2-1)。其发生机制是由于肺动脉高压造成右心室肥厚,继而心包心肌张力增加,影响心肌供血。肺动脉阻力越高,增加的速度越快(所用时间越短),心电图反映心肌缺血的敏感性越高。需要强调的是,心电图正常不能排除肺动脉高压。

2.胸部X线

肺动脉高压患者胸部X线检查征象可能有:①肺动脉段凸出及右下肺动脉扩张,伴外周肺血管稀疏——"截断现象";②右心房和右心室扩大(图2-2)。胸部X线检查还有助于发现原发性肺部疾病、胸膜疾病、心包钙化或者心内分流性畸形。胸部X线检查对于中、重度肺动脉高压患者有更高的诊断价值,胸部X线正常并不能排除肺动脉高压。

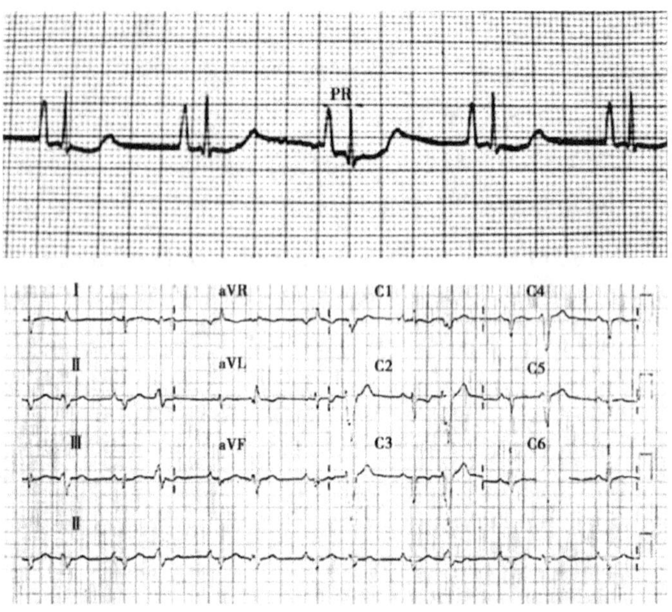

图 2-1　肺动脉高压心电图

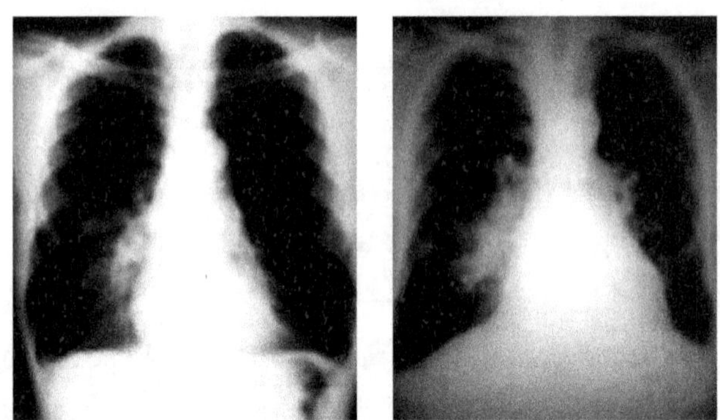

图 2-2　肺动脉高压 X 线表现

3.超声心动图

超声心动图是筛查肺动脉高压最重要的无创性检查方法，在不合并肺动脉口狭窄、肺动脉闭锁及右心室流出道梗阻时，肺动脉收缩压(PASP)等于右心室收缩压(RVSP)。可通过多普勒超声心动图测量收缩期右心室与右心房压差来估测 RVSP。按照改良伯努利方程，右心房、右心室压差大约等于 $4V^2$，V 是三尖瓣最大反流速度(m/s)。RVSP=$4V^2$+RAP(右心房压)，右心房压可以用标准右心房压 0.7～1.3 kPa(5～10 mmHg)计算，也可以用吸气末下腔静脉塌陷程度估测值。目前国际推荐超声心动图拟诊肺动脉高压的标准为：肺动脉收缩压≥5.3 kPa(40 mmHg)。有些患者只有运动时才会出现肺动脉压升高，因此有必要对有危险因素的患者进行运动负荷或者药物负荷超声心动图检查(常用中心静脉泵入腺苷注射液),进行肺动脉高压的早期筛查。超声心动图在肺动脉高压诊断中的重要价值如下。

(1)估测肺动脉收缩压。

(2)评估病情严重程度和预后:包括右心房压、左右心室大小、Tei 指数及有无心包积液等。

(3)病因诊断:发现心内畸形、大血管畸形等,并可排除左心病变所致的被动性肺动脉压力升高。

4.肺功能评价

肺功能评价是鉴别诊断常规检查方法之一,如无禁忌,所有肺动脉高压患者均应进行肺功能检查和动脉血气分析,了解患者有无通气障碍及弥散障碍。

5.睡眠监测

约有 15%的阻塞性睡眠呼吸暂停患者合并肺动脉高压,肺动脉高压患者应常规进行睡眠监测。

6.胸部 CT

胸部 CT 主要目的是了解有无肺间质病变及其程度、肺及胸腔有无占位病变、肺动脉内有无占位病变、血管壁有无增厚、主肺动脉及左右肺动脉有无淋巴结挤压等。进行 CT 肺动脉造影可使大多数慢性血栓栓塞性肺动脉高压确诊,从而避免风险更大的肺动脉造影检查。

7.肺通气灌注扫描

肺动脉高压患者的肺通气灌注扫描可以完全正常,也可在外周发现一些小的非节段性缺损。由于肺动脉高压通气功能一般正常,所以往往会呈现 V/Q 比例失调。肺通气灌注扫描对于诊断慢性血栓栓塞性肺动脉高压(CTEPH)有比较重要的价值。

8.右心导管检查

右心导管检查不仅是确诊肺动脉高压的“金标准”,也是指导确定科学治疗方案必不可少的手段。对病情稳定、WHO 肺动脉高压功能分级Ⅰ～Ⅲ级、没有明确禁忌证的患者均应积极开展标准的右心导管检查。一般认为以下指标是右心导管检查过程中所必须获得的参数:①心率和体循环血压;②上下腔静脉压力、血氧饱和度和氧分压;③右心房、右心室压力和血氧饱和度;④肺动脉压力、血氧饱和度;⑤心排血量、心搏指数;⑥肺循环阻力;⑦肺动脉阻力;⑧体循环阻力;⑨PCWP。

临床诊断肺动脉高压时，PCWP 必须≤2.0 kPa(15 mmHg)。为测量 PCWP 和心排血量，推荐使用带有气囊的四腔或者六腔漂浮导管进行右心导管检查。心导管室工作站应该配备心排血量测量相应插件与导线，或者单独配备血流动力学监测设备。

9.急性肺血管扩张试验

部分肺动脉高压，尤其是特发性肺动脉高压，发病机制可能与肺血管痉挛有关，肺血管扩张试验是筛选这些患者的有效手段。急性肺血管扩张试验阳性提示肺循环内有相当多的小肺动脉处于痉挛状态。研究证实，采用钙通道阻滞剂治疗可显著改善试验结果阳性患者的预后。另外，首次急性肺血管扩张试验总肺阻力指数下降>50%的患者预后优于反应相对较低的患者。因此，患者首次行右心导管检查时，行急性肺血管扩张试验尤为重要。

(1)试验药物：目前国际上公认可用于急性肺血管扩张试验的药物有 3 种：依前列醇、腺苷和一氧化氮。在国内主要有 2 种药物：吸入用伊洛前列素液和腺苷注射液。

(2)急性肺血管扩张试验阳性标准：①平均肺动脉压下降到 5.3 kPa (40 mmHg)之下；②平均肺动脉压下降幅度超过 1.3 kPa(10 mmHg)；③心排血量增加或至少不变。必须满足此 3 项标准，才可将患者诊断为试验结果阳性。阳性患者可以口服钙通道阻滞剂治疗。但在治疗 12 个月后需复查急性肺血管扩张试验，以判断患者对钙通道阻滞剂是否持续敏感。国外研究表明，初次急性肺血管扩张试验阳性患者中仅 54%能够从钙通道阻滞剂治疗中长期获益，另约 46%的患者则变为阴性。因此建议初次检查阳性的患者接受钙通道阻滞剂治疗 1 年后再次行急性肺血管扩张试验，结果仍阳性则表示该患者持续敏感，可继续给予钙通道阻滞剂治疗。

特发性肺动脉高压患者中仅约 10%急性肺血管扩张试验呈阳性，其他类型患者阳性率更低。

10.肺动脉造影检查指征

(1)临床怀疑有慢性血栓栓塞性肺动脉高压而无创检查不能提供充分证据。

(2)慢性血栓栓塞性肺动脉高压术前评价。

(3)临床诊断为肺血管炎，需要了解肺血管受累程度。

(4)诊断肺动脉内肿瘤。

需要注意的是，肺动脉造影并非肺动脉高压常规的检查项目。血流动力学不稳定的肺动脉高压患者进行肺动脉造影可能会导致右心功能衰竭加重，甚至猝死。

11.心肺功能评价

进行心肺功能评价可进行6分钟步行距离试验。6分钟步行距离试验是评价肺动脉高压患者活动耐量最重要的检查方法。

12.WHO肺动脉高压功能评级

首次入院肺动脉高压功能Ⅱ级的患者预后远好于Ⅲ级或Ⅳ级的患者。建议对每例肺动脉高压患者都应该进行准确的功能评级。治疗之后功能评级的变化,是疗效评价重要指标。

WHO肺动脉高压患者功能分级评价标准如下。

(1)Ⅰ级:患者体力活动不受限,日常体力活动不会导致气短、乏力、胸痛或黑蒙。

(2)Ⅱ级:患者体力活动轻度受限,休息时无不适,但日常活动会出现气短、乏力、胸痛或近乎晕厥。

(3)Ⅲ级:患者体力活动明显受限,休息时无不适,但低于日常活动量时即出现气短、乏力、胸痛或近乎晕厥。

(4)Ⅳ级:患者不能进行任何体力活动,有右心衰竭的征象,休息时可有气短和/或乏力,任何体力活动都可加重症状。

六、治疗

(一)肺动脉高压的传统治疗

传统内科治疗包括吸氧、利尿、强心和抗凝。主要是针对右心功能不全和肺动脉原位血栓形成。先天性心脏病患者应尽早行介入封堵或外科修补矫治术。

1.氧疗

肺动脉高压患者吸氧治疗的指征是血氧饱和度低于90%,先天性体-肺分流性心脏病引起的肺动脉高压则无此限制。

2.利尿剂

对于合并右心功能不全的肺动脉高压患者,初始治疗应给予利尿剂。治疗期间应密切监测血钾,使血钾维持在正常水平。

3.地高辛

心排血量低于4 L/min是应用地高辛的绝对指征。另外,右心室明显扩张、基础心率>100次/分、心室率偏快的心房颤动等均是应用地高辛的指征。

4.华法林

为了对抗肺动脉原位血栓形成,一般使INR控制在1.5～2.0。

5.多巴胺

多巴胺是重度右心衰竭(心功能Ⅳ级)和急性右心衰竭患者首选的正性肌力药物。

(二)肺血管扩张剂

目前临床上应用的血管扩张剂有钙离子通道(简称钙通道)阻滞剂、前列环素及其结构类似物、内皮素受体拮抗剂和5型磷酸二酯酶抑制剂。

1.钙通道阻滞剂

只有急性肺血管扩张试验结果阳性的患者才能从钙通道阻滞剂治疗中获益。由于钙通道阻滞剂有导致体循环血压下降、矛盾性肺动脉压力升高、心功能衰竭加重、诱发肺水肿等危险,故对尚未进行急性肺血管扩张试验的患者不能盲目应用钙通道阻滞剂。对正在服用且疗效不佳的患者应逐渐减量至停用。

对急性肺血管扩张试验结果阳性的患者应根据心率情况选择钙通道阻滞剂,基础心率较慢的患者选择二氢吡啶类;基础心率较快的患者则选择地尔硫䓬。为避免并发症的发生,推荐使用短效药物,并从小剂量开始应用,在体循环没有明显变化的情况下,逐渐递增剂量,争取数周内增加到最大耐受剂量,然后维持应用。应用1年,还应再次行急性肺血管扩张试验,重新评价患者是否持续敏感,只有长期敏感者才能继续应用。

2.前列环素类药物

依前列醇是一个在欧洲上市的前列环素类药物,对各类肺动脉高压患者都有明显疗效。后来依次有伊洛前列素、曲前列环素、贝前列环素等药物相继在欧洲、美国、日本等国家上市用于治疗肺动脉高压。除了贝前列环素之外,其他前列环素类药物均取得较好疗效。

伊洛前列素可选择性作用于肺血管,其化学性质较依前列醇明显稳定。国内已经有不同类型肺动脉高压患者在使用吸入用伊洛前列素,疗程长短不一。对于大部分肺动脉高压患者,该药可以快速降低肺血管阻力,增加心排血量。该药静脉注射表现为双相消除的特点,平均半衰期分别为3～5分钟以及15～30分钟,起效迅速,但作用时间较短。因此,建议每天吸入治疗次数为6～9次。每次吸入的剂量应该因人而异,具体需要急性肺血管扩张试验确定。根据目前国内的经验,每次吸入剂量至少在20 μg,每天吸入6次。长期应用该药,可降低肺动脉压力和肺血管阻力,提高运动耐量,改善生活质量。应强调,使用该药吸入治疗的肺动脉高压患者需接受雾化器使用培训,以避免不恰当应用而浪费药品,并确保达到最佳疗效。

3.内皮素受体拮抗剂

目前,已有双重内皮素受体拮抗剂波生坦和选择性内皮素A受体拮抗剂西他生坦在国外上市。两者都是口服治疗肺动脉高压的药物。该药可改善肺动脉高压患者的临床症状和血流动力学指标,提高运动耐量,改善生活质量和生存率,推迟临床恶化的时间。

4.5型磷酸二酯酶抑制剂

目前国外治疗肺动脉高压的5型磷酸二酯酶抑制剂只有西地那非。

5.联合药物治疗

联合药物治疗肺动脉高压能够增强疗效,减轻单一药物剂量过大引起的不良反应。

6.其他

因无法监测吸入浓度,不便长期应用一氧化氮(NO)吸入治疗。精氨酸是合成NO的底物,补充*L*-精氨酸能增加NO的合成,降低肺动脉压,是一种辅助性治疗。

(三)房间隔造口术

经充分上述内科治疗之后,患者症状仍无明显好转,即可推荐患者进行房间隔造口。入选标准:①重度肺动脉高压[重度肺动脉高压的标准为肺动脉收缩压>9.3 kPa(70 mmHg)]患者;②经过充分的内科治疗仍然反复发生晕厥和/或右心衰竭、等待肺移植或心肺联合移植患者;③静息状态下动脉血氧饱和度>90%,血细胞比容>35%,确保术后能维持足够的体循环血氧运输;④患者及家属同意进行治疗并签署知情同意书。排除标准:①超声心动图或右心导管证实存在解剖上的房间交通;②右心房压>2.7 kPa(20 mmHg)。

目前房间隔造口术国内报道较少,对于没有条件使用前列环素的发展中国家和地区,WHO推荐开展此项技术。主要目的是减轻右心负荷,增加左心搏出量而改善症状。

(四)肺移植

在国外,单侧肺移植、双肺移植、活体肺叶移植及心肺移植已较广泛应用于肺动脉高压患者的治疗,主要指征为经充分内科治疗而无明显疗效的患者。肺移植术明显延长了这些患者的寿命和生活质量,术后患者可以停止使用治疗肺动脉高压的药物。

我国已有肺移植治疗肺动脉高压的报道,建议有条件的单位,在严格掌握手术指征的前提下积极开展此项技术治疗终末期肺动脉高压。

(五)基因治疗

国外已有基因治疗的成功报道,但距离临床推广使用尚需时日。

七、病情观察与评估

(1)监测生命体征,观察患者有无血压降低及心率变化。

(2)观察患者口唇、面颊、肢端有无发绀。

(3)评估血流动力学状态,如肺动脉压力、肺血管阻力(PVR)、中心静脉压(CVP)、心排血量(CO)、心排血指数(CI)。

(4)评估 PaO_2、SaO_2 等血气分析结果。

八、护理措施

(一)镇痛镇静

遵医嘱持续镇痛镇静,维持镇静 Ramsay 评分在 3～4 分或 RASS 评分在 −4～−3 分。

(二)呼吸功能支持

(1)对重度肺动脉高压患者,延长呼吸机支持时间。

(2)严格掌握吸痰指征,尽量减少吸痰刺激,吸痰时充分镇静,吸痰前后 2 分钟调节氧浓度至 100%,提高氧储备,避免诱发加重肺高压危象发生。

(3)合理调节呼吸机参数,氧分压(PaO_2)维持在 10.7～13.3 kPa(80～100 mmHg),二氧化碳分压($PaCO_2$)控制在 4.0～4.7 kPa(30～35 mmHg),预防发生高碳酸血症。

(三)漂浮导管护理

监测肺动脉压力和波形。肺动脉压的正常值为收缩压 2.0～4.0 kPa(15～30 mmHg),舒张压 0.7～2.0 kPa(5～15 mmHg),平均压 1.5～2.1 kPa(11～16 mmHg)。

(四)用药护理

(1)遵医嘱使用降低肺动脉压力的药物,如伊洛前列素、前列地尔、西地那非等。吸入伊洛前列素半衰期短,无累积降压作用,需要频繁吸入,应掌握好吸入频次,保证有效血药浓度。

(2)发生肺动脉高压危象时,可直接经肺动脉导管泵入降低肺动脉压力药物,以达到迅速降低肺动脉压力的目的。

(3)观察药物疗效及不良反应。药物有效指标为肺动脉压力降低,右心负荷减轻,心排血量增加。最常见的不良反应包括血管扩张,头痛以及因血管扩张而出现潮热或者面部发红,无须特殊处理,停药后自行消失。

(五)NO 吸入治疗护理

(1)采用低浓度(<20 ppm)NO 治疗,确保 NO 持续吸入,特别在使用早期,患者对 NO 及呼吸机的依赖性强,避免较长时间中断辅助呼吸。

(2)设置 NO 高限及低限报警,气体吸完前及时更换。

(3)准备撤离呼吸机时,逐渐降低 NO 吸入浓度,观察肺动脉压力变化。

(六)观察尿量

观察每小时尿量,保持尿量>1 mL/(kg·h)。

九、健康指导

(1)指导患者按时服用降低肺动脉高压的药物,不随意增减。

(2)戒烟,避孕,如怀孕应考虑终止妊娠。

(3)告知患者避免在高海拔地区旅游或居住。

第三章

心内科护理

第一节　心源性猝死

一、疾病概述

(一)概念和特点

心源性猝死(sudden cardiac death,SCD)是指由心脏原因引起的急性症状发作后以意识突然丧失为特征的自然死亡。世界卫生组织将发病后立即或24小时以内的死亡定为猝死,2007年美国心脏病学会会议上将发病1小时内死亡定为猝死。

据统计,全世界每年有数百万人因心源性猝死丧生,占死亡人数的15%～20%。美国每年有约30万人发生心源性猝死,占全部心血管病死亡人数的50%以上,而且是20～60岁男性的首位死因。在我国,心源性猝死也居死亡原因的首位,虽然没有大规模的临床流行病学资料报道,但心源性猝死比例在逐年增高,且随年龄增加发病率也逐渐增高,老年人心源性猝死的概率高达80%～90%。

心源性猝死的发病率男性较女性高,美国Framingham 20年随访冠心病猝死发病率男性为女性的3.8倍;北京市的流行病学资料显示,心源性猝死的男性年平均发病率为10.5/10万,女性为3.6/10万。

(二)相关病理生理

冠状动脉粥样硬化是最常见的病理表现,病理研究显示心源性猝死患者急性冠状动脉内血栓形成的发生率为15%～64%。陈旧性心梗也是心源性猝死的病理表现,这类患者也可见心肌肥厚、冠状动脉痉挛、心电不稳与传导障碍等病理改变。

心律失常是导致心源性猝死的重要原因，通常包括致命性快速心律失常、严重缓慢性心律失常和心室停顿。致命性快速心律失常导致冠状动脉血管事件、心肌损伤、心肌代谢异常和/或自主神经张力改变等因素相互作用，从而引起一系列病理生理变化，引发心源性猝死，但其最终作用机制仍无定论。严重缓慢性心律失常和心室停顿的电生理机制是当窦房结和/或房室结功能异常时，次级自律细胞不能承担起心脏的起搏功能，常见于病变弥漫累及心内膜下浦肯野纤维的严重心脏疾病。

非心律失常导致的心源性猝死较少，常由心脏破裂、心脏流入和流出道的急性阻塞、急性心脏压塞等原因导致。心肌电-机械分离是指心肌细胞有电兴奋的节律活动，而无心肌细胞的机械收缩，是心源性猝死较少见的原因之一。

(三)病因与危险因素

1.基本病因

绝大多数心源性猝死发生在有器质性心脏病的患者。Braunward 认为心源性猝死的病因有十大类：①冠状动脉疾病；②心肌肥厚；③心肌病和心力衰竭；④心肌炎症、浸润、肿瘤及退行性变；⑤瓣膜疾病；⑥先天性心脏病；⑦心电生理异常；⑧中枢神经及神经体液影响的心电不稳；⑨婴儿猝死综合征及儿童猝死；⑩其他。

(1)冠状动脉疾病：主要包括冠心病及其引起的冠状动脉栓塞或痉挛等。而另一些较少见的，如先天性冠状动脉异常、冠状动脉栓塞、冠状动脉炎、冠状动脉机械性阻塞等都是引起心源性猝死的原因。

(2)心肌问题和心力衰竭：心肌的问题引起的心源性猝死常在剧烈运动时发生，其机制认为是心肌电生理异常的作用。慢性心力衰竭患者由于其射血分数较低常常引发猝死。

(3)瓣膜疾病：在瓣膜病中最易引发猝死的是主动脉瓣狭窄，瓣膜狭窄引起心肌突发性、大面积的缺血而导致猝死。梅毒性主动脉炎、主动脉扩张引起主动脉瓣关闭不全时引起的猝死也不少见。

(4)电生理异常及传导系统的障碍：心传导系统异常、Q-T 间期延长综合征、不明或未确定原因的心室颤动(简称室颤)等都是引起心源性猝死的病因。

2.主要危险因素

(1)年龄：从年龄关系而言，心源性猝死有两个高峰期，即出生后至 6 个月内及 45～75 岁。成年人心源性猝死的发病率随着年龄增长而增长，而老年人是成年人心源性猝死的主要人群。随着年龄的增长，高血压、高血脂、心律失常、糖尿病、冠心病和肥胖的发生率增加，这些危险因素促进了心源性猝死的发生率。

(2)冠心病和高血压：在西方国家，心源性猝死约80%是由冠心病及其并发症引起。冠心病患者发生心肌梗死后，左室射血分数降低是心源性猝死的主要因素。高血压是冠心病的主要危险因素，且在临床上两种疾病常常并存。高血压患者左室肥厚、维持血压应激能力受损，交感神经控制能力下降易出现快速心律失常而导致猝死。

(3)急性心功能不全和心律失常：急性心功能不全患者心脏机械功能恶化时，可出现心肌电活动紊乱，引发心力衰竭患者发生猝死。临床上多种心脏病理类型几乎都是由心律失常恶化引发心源性猝死的。

(4)抑郁：其机制可能是抑郁患者交感或副交感神经调节失衡，导致心脏的电调节失调所致。

(5)时间：美国 Framingham 38 年随访资料显示，猝死发生以 7～10 时和 16～20 时为两个高峰期，这可能与此时生活、工作紧张，交感神经兴奋，诱发冠状动脉痉挛，导致心律失常有关。

(四)临床表现

心源性猝死可分为 4 个临床时期：前驱期、终末事件期、心搏骤停期与生物学死亡期。

1.前驱期

前驱症状表现形式多样，具有突发性和不可测性，如在猝死前数天或数月，有些患者可出现胸痛、气促、疲乏、心悸等非特异性症状，但也可无任何前驱症状，瞬间发生心搏骤停。

2.终末事件期

终末事件期是指心血管状态出现急剧变化到心搏骤停发生前的一段时间，时间从瞬间到1小时不等。心源性猝死所定义时间多指该时期持续的时间。其典型表现包括严重胸痛、急性呼吸困难、突发心悸或眩晕等。在猝死前常有心电活动改变，其中以致命性快速心律失常和室性异位搏动为主，因室颤猝死者，常先有室性心动过速，少部分以循环衰竭为死亡原因。

3.心搏骤停期

心搏骤停后脑血流急剧减少，患者出现意识丧失，伴有局部或全身的抽搐。心搏骤停刚发生时可出现叹息样或短促痉挛性呼吸，随后呼吸停止伴发绀，皮肤苍白或发绀，瞳孔散大，脉搏消失，二便失禁。

4.生物学死亡期

从心搏骤停至生物学死亡的时间长短取决于原发病的性质和复苏开始时间。心搏骤停后4～6 分钟脑部出现不可逆性损害，随后经数分钟发展至生物学死亡。心搏骤停后立即实施心肺复苏和除颤是避免发生生物学死亡的关键。

（五）急救方法

1.识别心搏骤停

在最短时间内判断患者是否发生心搏骤停。

2.呼救

在不影响实施救治的同时，设法通知急救医疗系统。

3.初级心肺复苏

初级心肺复苏即基础生命活动支持，包括人工胸外按压、开放气道和人工呼吸，被简称 CBA 三部曲。如果具备自动电除颤仪，应联合应用心肺复苏和电除颤。

4.高级心肺复苏

高级心肺复苏即高级生命支持，是在基础生命支持的基础上，应用辅助设备、特殊技术等建立更为有效的通气和血运循环，主要措施包括气管插管、电除颤转复心律、建立静脉通道并给药维护循环等。在这一救治阶段应给予心电、血压、血氧饱和度及呼气末二氧化碳分压监测，必要时还需进行有创血流动力学监测，如动脉血气分析、动脉压、中心动脉压、肺动脉压、肺动脉楔压等。早期电除颤对于救治心搏骤停至关重要，如有条件越早进行越好。心肺复苏的首选药物是肾上腺素，每 3～5 分钟重复静脉推注 1 mg，可逐渐增加剂量到 5 mg。低血压时可使用去甲肾上腺素、多巴胺、多巴酚丁胺等，抗心律失常药物常用胺碘酮、利多卡因、β 受体阻滞剂等。

5.复苏后处理

处理原则是维护有效循环和呼吸功能，特别是维持脑灌注，预防再次发生心搏骤停，维护水、电解质和酸碱平衡，防治脑水肿、急性肾衰竭和继发感染等，其中重点是脑复苏提高营养补充。

（六）预防

1.识别高危人群、采用相应预防措施

对高危人群，针对其心脏基础疾病采用相应的预防措施能减少心源性猝死的发生率，如对冠心病患者采用减轻心肌缺血、预防心肌梗死或缩小梗死范围等措施；对急性心肌梗死、心肌梗死后充血性心力衰竭的患者应用β受体阻滞剂；对充血性心力衰竭患者应用血管紧张素转换酶抑制剂。

2.抗心律失常

胺碘酮在心源性猝死的二级预防中优于传统的Ⅰ类抗心律失常药物。抗心律失常的外科手术治疗对部分药物治疗效果欠佳的患者有一定的预防心源性猝死的作用。近年研究证明，埋藏式心脏复律除颤器(implantable cardioverter defibrillator，ICD)能改善一些高危患者的预后。

3.健康知识和心肺复苏技能的普及

高危人群尽量避免独居，对其及家属进行相关健康知识和心肺复苏技能普及。

二、护理评估

(一)一般评估

(1)识别心搏骤停：当发现无反应或突然倒地的患者时，首先观察其对刺激的反应，并判断有无呼吸和大动脉搏动。判断心搏骤停的指标包括：意识突然丧失或伴有短阵抽搐；呼吸断续，喘息，随后呼吸停止；皮肤苍白或明显发绀，瞳孔散大，大小便失禁；颈、股动脉搏动消失；心音消失。

(2)患者主诉：胸痛、气促、疲乏、心悸等前驱症状。

(3)相关记录：记录心搏骤停和复苏成功的时间。

(4)复苏过程中须持续监测血压、血氧饱和度，必要时进行有创血流动力学监测。

(二)身体评估

1.头颈部

轻拍肩部呼叫，观察患者反应、瞳孔变化情况，气道内是否有异物。手指于胸锁乳突肌内侧沟中检测颈总动脉搏动(耗时不超过10秒)。

2.胸部

视诊患者胸廓起伏，感受呼吸情况，听诊呼吸音判断自主呼吸恢复情况。

3.其他

观察全身皮肤颜色及肢体活动情况，触诊全身皮肤温湿度等。

(三)心理-社会评估

复苏后应评估患者的心理反应与需求，家庭及社会支持情况，引导患者正确配合疾病的治疗与护理。

(四)辅助检查结果评估

(1)心电图:显示心室颤动或心电停止。

(2)各项生化检查情况和动脉血气分析结果。

(五)常用药物治疗效果的评估

1.血管升压药的评估要点

(1)用药剂量和速度、用药的方法(静脉滴注、注射泵/输液泵泵入)的评估与记录。

(2)血压的评估:患者意识是否恢复,血压是否上升到目标值,尿量、肤色和肢端温度的改变等。

2.抗心律失常药的评估要点

(1)持续监测心电,观察心律和心率的变化,评估药物疗效。

(2)不良反应的评估:应观察用药后不良反应是否发生,如使用胺碘酮可能引起窦性心动过缓、低血压等现象,使用利多卡因可能引起感觉异常、窦房结抑制、房室传导阻滞等。

三、主要护理诊断/问题

(一)循环障碍

与心脏收缩障碍有关。

(二)清理呼吸道无效

与微循环障碍、缺氧和呼吸形态改变有关。

(三)潜在并发症

脑水肿、感染、胸骨骨折等。

四、护理措施

(一)快速识别心搏骤停,正确及时进行心肺复苏和除颤

心源性猝死抢救成功的关键是快速识别心搏骤停和启动急救系统,尽早进行心肺复苏和复律治疗。快速识别是进行心肺复苏的基础,而及时行心肺复苏和尽早除颤是避免发生生物学死亡的关键。

(二)合理饮食

多摄入水果、蔬菜和黑鱼等易消化的清淡食物,可通过改善心律变异性预防心源性猝死。

(三)用药护理

应严格按医嘱用药，并注意观察常用药的疗效和不良反应，发现问题及时处理等。

(四)心理护理

复苏后部分患者会对曾发生的猝死产生明显的恐惧和焦虑心情，应帮助患者正确评估所面对情况，鼓励患者和积极参与治疗和护理计划的制订，使之了解心源性猝死的高危因素和救治方法。帮助患者建立良好有效的社会支持系统，帮助患者克服恐惧和焦虑的情绪。

(五)健康教育

1.高危人群

对高危人群，如冠心病患者应教会患者及家属了解心源性猝死早期出现的症状和体征，做到早发现、早诊断、早干预。教会家属基本救治方法和技能，患者外出时随身携带急救物品和救助电话，以方便得到及时救助。

2.用药原则

按时、正确服用相关药物，让患者了解常用药物不良反应及自我观察要点。

五、急救效果的评估

(1)患者意识清醒。

(2)患者恢复自主呼吸和心跳。

(3)患者瞳孔缩小。

(4)患者大动脉搏动恢复。

第二节　心源性休克

心源性休克是指由于严重的心脏泵功能衰竭或心功能不全导致心排血量减少，各重要器官和周围组织灌注不足而发生的一系列代谢和功能障碍综合征。

一、临床表现

多数心源性休克患者，在出现休克之前有相应心脏病史和原发病的各种表现，如急性心肌梗死患者可表现严重心肌缺血症状，心电图可能提示急性冠状动脉供血不足，尤其是广泛前壁心肌梗死；急性心肌炎者则可有相应感染史，并有发热、心悸、气短及全身症状，心电图可有严重心律失常；心脏手术后所致的心源性休克，多发生于手术后 1 周内。

心源性休克目前国内外比较一致的诊断标准如下。

(1)收缩压低于 12.0 kPa(90 mmHg)或原有基础血压降低 4.0 kPa(30 mmHg)，非原发性高血压患者一般收缩压＜10.7 kPa(80 mmHg)。

(2)循环血量减少：①尿量减少，常少于 20 mL/h。②神志障碍、意识模糊、嗜睡、昏迷等。③周围血管收缩，伴四肢厥冷、冷汗，皮肤湿凉、脉搏细弱快速、颜面苍白或发绀等末梢循环衰竭表现。

(3)纠正引起低血压和低心排血量的心外因素(低血容量、心律失常、低氧血症、酸中毒等)后，休克依然存在。

二、诊断

(1)有急性心肌梗死、急性心肌炎、原发或继发性心肌病、严重的恶性心律失常、具有心肌毒性的药物中毒、急性心脏压塞以及心脏手术等病史。

(2)早期患者烦躁不安、面色苍白，诉口干、出汗，但神志尚清；后逐渐表情淡漠、意识模糊、神志不清直至昏迷。

(3)体检心率逐渐增快，常＞120 次/分。收缩压＜10.6 kPa(80 mmHg)，脉压＜2.7 kPa(20 mmHg)，严重时血压测不出。脉搏细弱，四肢厥冷，肢端发绀，皮肤出现花斑样改变。心音低钝，严重者呈单音律。尿量＜17 mL/h，甚至无尿。休克晚期出现广泛性皮肤、黏膜及内脏出血，即弥散性血管内凝血，以及多器官衰竭。

(4)血流动力学监测提示心脏指数降低、左室舒张末压升高等相应的血流动力学异常。

三、检查

(1)血气分析。

(2)弥散性血管内凝血的有关检查。血小板计数及功能检测，出凝血时间，凝血酶原时间，凝血因子Ⅰ，各种凝血因子和纤维蛋白降解产物(FDP)。

(3)必要时做微循环灌注情况检查。

(4)血流动力学监测。

(5)胸部 X 线片，心电图，必要时做动态心电图检查，条件允许时行床旁超声心动图检查。

四、治疗

(一)一般治疗

(1)绝对卧床休息，有效止痛，由急性心肌梗死所致者吗啡 3～5 mg 或派替啶 50 mg，静脉注射或皮下注射，同时予地西泮、苯巴比妥。

(2)建立有效的静脉通道，必要时行深静脉插管。留置导尿管监测尿量。持续心电、血压、血氧饱和度监测。

(3)氧疗：持续吸氧，氧流量一般为 4～6 L/min，必要时气管插管或气管切开，人工呼吸机辅助呼吸。

(二)补充血容量

首选右旋糖酐-40 250～500 mL 静脉滴注，或 0.9%氯化钠液、平衡液 500 mL静脉滴注，最好在血流动力学监护下补液严格控制滴速，前 20 分钟内快速补液 100 mL，如中心静脉压上升不超过 0.2 kPa(1.5 mmHg)，可继续补液直至休克改善，或输液总量达 500～750 mL。无血流动力学监护条件者可参照以下指标进行判断：诉口渴，外周静脉充盈不良，尿量<30 mL/h，尿比重>1.02，中心静脉压<0.8 kPa(6 mmHg)，则表明血容量不足。

(三)血管活性药物的应用

首选多巴胺或与间羟胺联用，从 2～5 μg/(kg·min)开始渐增剂量，在此基础上根据血流动力学资料选择血管扩张剂：①肺充血而心排血量正常，肺毛细血管嵌顿压>2.4 kPa(18 mmHg)，而心脏指数>2.2 L/(min·m^2)时，宜选用静脉扩张剂，如硝酸甘油 15～30 μg/min静脉滴注或泵入，并可适当利尿。②心排血量低且周围灌注不足，但无肺充血，即心脏指数<2.2 L/(min·m^2)，肺毛细血管嵌顿压<2.4 kPa(18 mmHg)而肢端湿冷时，宜选用动脉扩张剂，如酚妥拉明 100～300 μg/min 静脉滴注或泵入，必要时增至 1 000～2 000 μg/min。③心排血量低且有肺充血及外周血管痉挛，即心脏指数<2.2 L/(min·m^2)，肺毛细血管嵌顿压<2.4 kPa(18 mmHg)而肢端湿冷时，宜选用硝普钠，10 μg/min 开始，每 5 分钟增加 5～10 μg/min，常用量为 40～160 μg/min，也有高达 430 μ/min 才有效。

(四)正性肌力药物的应用

1.洋地黄制剂

一般在急性心肌梗死的 24 小时内，尤其是 6 小时内应尽量避免使用洋地黄制剂，在经上述处理休克无改善时可酌情使用毛花苷 C 0.2～0.4 mg，静脉注射。

2.拟交感胺类药物

对心排血量低，肺毛细血管嵌顿压不高，体循环阻力正常或低下，合并低血压时选用多巴胺，用量同前；而心排血量低，肺毛细血管嵌顿压高，体循环血管阻力和动脉压在正常范围者，宜选用多巴酚丁胺5～10 μg/(kg·min)，亦可选用多培沙明 0.25～1.0 μg/(kg·min)。

3.双异吡啶类药物

常用氨力农 0.5～2 mg/kg，稀释后静脉注射或静脉滴注，或米力农 2～8 mg，静脉滴注。

(五)其他治疗

1.纠正酸中毒

常用 5%碳酸氢钠或摩尔乳酸钠，根据血气分析结果计算补碱量。

2.激素应用

早期(休克 4～6 小时内)可尽早使用糖皮质激素，如地塞米松 10～20 mg 或氢化可的松100～200 mg，必要时每 4～6 小时重复 1 次，共用 1～3 天，病情改善后迅速停药。

3.纳洛酮

首剂 0.4～0.8 mg，静脉注射，必要时在 2～4 小时后重复 0.4 mg，继以 1.2 mg置于 500 mL 液体内静脉滴注。

4.机械性辅助循环

经上述处理后休克无法纠正者，可考虑主动脉内球囊反搏(IABP)、体外反搏、左心室辅助泵等机械性辅助循环。

5.原发疾病治疗

如急性心肌梗死患者应尽早进行再灌注治疗，溶栓失败或有禁忌证者应在 IABP 支持下进行急诊冠状动脉成形术；急性心包填塞者应立即心包穿刺减压；乳头肌断裂或室间隔穿孔者应尽早进行外科手术修补等。

6.心肌保护

1,6-二磷酸果糖 5～10 g/d，或磷酸肌酸 2～4 g/d，酌情使用血管紧张素转换酶抑制剂等。

(六)防治并发症

1.呼吸衰竭

包括持续氧疗，必要时呼气末正压给氧，适当应用呼吸兴奋剂，如尼可刹米 0.375 g 或洛贝林 3～6 mg 静脉注射；保持呼吸道通畅，定期吸痰，预防感染等。

2.急性肾衰竭

注意纠正水、电解质紊乱及酸碱失衡，及时补充血容量，酌情使用利尿剂如呋塞米20～40 mg 静脉注射。必要时可进行血液透析、血液滤过或腹膜透析。

3.保护脑功能

使用脱水剂及糖皮质激素，合理使用兴奋剂及镇静剂，适当补充促进脑细胞代谢药，如脑活素、胞磷胆碱、三磷酸腺苷等。

4.防治弥散性血管内凝血

休克早期应积极应用右旋糖酐-40、阿司匹林、双嘧达莫等抗血小板及改善微循环药物，有弥散性血管内凝血早期指征时应尽早使用肝素抗凝，首剂 3 000～6 000 U静脉注射，后续以 500～1 000 U/h 静脉滴注，监测凝血时间调整用量，后期适当补充消耗的凝血因子，对有栓塞表现者可酌情使用溶栓药如小剂量尿激酶(25 万～50 万单位)或链激酶。

五、护理

(一)急救护理

(1)护理人员熟练掌握常用仪器、抢救器材及药品。

(2)各抢救用物定点放置、定人保管、定量供应、定时核对，定期消毒，使其保持完好备用状态。

(3)患者一旦发生晕厥，应立即就地抢救并通知医师。

(4)应及时给予吸氧，建立静脉通道。

(5)按医嘱准、稳、快地使用各类药物。

(6)若患者出现心搏骤停，立即进行心、肺、脑复苏。

(二)护理要点

1.给氧用面罩或鼻导管给氧

面罩要严密，鼻导管吸氧时，导管插入要适宜，调节氧流量 4～6 L/min，每天更换鼻导管一次，以保持导管通畅。如发生急性肺水肿时，立即给患者端坐位，两腿下垂，以减少静脉回流，同时加用 30%乙醇吸氧，降低肺泡表面张力，特别是患者咯大量粉红色泡沫样痰时，应及时用吸引器吸引，保持呼吸道通畅，以免发生窒息。

2.建立静脉输液通道

迅速建立静脉通道。护士应建立静脉通道一至两条。在输液时，输液速度应控制，应当根据心率、血压等情况，随时调整输液速度，特别是当液体内有血管活性药物时，更应注意输液通畅，避免管道滑脱、输液外渗。

3.尿量观察

观察记录单位时间内尿量，是对休克病情变化及治疗有十分重要意义的指标。如果患者 6 小时无尿或每小时少于 20 mL，说明肾小球滤过量不足，如无肾实质变说明血容量不足。相反，每小时尿量＞30 mL，表示微循环功能良好，肾血灌注好，是休克缓解的可靠指标。如果血压回升，而尿量仍很少，考虑发生急性肾衰竭，应及时处理。

4.血压、脉搏、外周循环的观察

血压变化直接标志着休克的病情变化及预后，因此，在发病几小时内应严密观察血压，15～30 分钟一次，待病情稳定后 1～2 小时观察一次。若收缩压下降到 10.7 kPa(80 mmHg)以下，脉压＜2.7 kPa(20 mmHg)或患者原有高血压，血压的数值较原血压下降 2.7～4.0 kPa(20～30 mmHg)，要立即通知医师迅速给予处理。

脉搏的快慢取决于心率，其节律是否整齐，也与心搏节律有关，脉搏强弱与心肌收缩力及输出量有关。所以休克时脉搏在某种程度上反映心脏功能，同时，临床上脉搏的变化，往往早于血压变化。

心源性休克由于心排血量减少，外周循环灌注量减少，血流留滞，末梢发生发绀，尤其以口唇、黏膜及甲床最明显，四肢也因血运障碍而冰冷，皮肤潮湿。这时，即使血压不低，也应按休克处理。当休克逐步好转时，末梢循环得到改善，发绀减轻，四肢转温。所以末梢的变化也是休克病情变化的一个标志。

5.心电监护的护理患者入院后

立即建立心电监护，通过心电监护可及时发现致命的室性心动过速或室颤。当患者入院后一般监测 24～48 小时，有条件可直到休克缓解或心律失常纠正。常用标准Ⅱ导联进行监测，必要时描记心电记录。在监测过程中，要严密观察心律、心率的变化。对于频发室性期前收缩(每分钟 5 个以上)、多源性室性期前收缩，室性期前收缩呈二联律、三联律，室性心动过速、R-on-T、R-on-P(室性期前收缩落在前一个 T 波或 P 波上)立即报告医师，积极配合抢救，准备各种抗心律失常药，随时做好除颤和起搏的准备，分秒必争，以挽救患者的生命。

最后，还必须做好患者的保温工作，防止呼吸道并发症和预防压力性损伤等方面的基础护理工作。

第三节　重症心律失常

心律失常是指心脏冲动的频率、节律、起源部位、传导速度或激动次序的异常。正常心脏冲动起源于窦房结，先后经结间束、房室结、希氏束、左和右束支及浦肯野纤维至心室。心律失常的发生是由于多种原因引起心肌细胞的自律性、兴奋性、传导性改变，导致心脏冲动形成和/或传导异常。临床上根据发作时心率的快慢，可将心律失常分为快速心律失常和缓慢心律失常。前者包括期前收缩、心动过速、心房颤动、室颤等，后者包括窦性缓慢心律失常、房室传导阻滞等。心律失常发生在无器质性心脏病者，大多病程短，可自行恢复，对血流动力学无明显影响，一般不增加心血管死亡危险性。发生于严重器质性心脏病或离子通道病的心律失常，病程较长，常有严重血流动力学障碍，可诱发心绞痛、休克、心力衰竭、昏厥甚至猝死，称重症心律失常。常见的病因为急性冠脉综合征、陈旧性心肌梗死、慢性充血性心力衰竭（射血分数＜40％）、各类心肌病、长 Q-T 间期综合征、预激综合征等。

心律失常的诊断应从详尽采集病史入手，病史通常能提供对诊断有用的线索。心电图检查是诊断心律失常最重要的一项无创性检查技术，应记录 12 导联心电图，并记录清楚显示 P 波导联的心电图长条以备分析，通常选择 V_1 或Ⅱ导联。系统分析应包括心房与心室节律是否规则，频率各为若干；P-R 间期是否恒定；P 波与 QRS 波群是否正常；P 波与 QRS 波群的相互关系等。在确定心律失常类型后，对重症心律失常患者，在院前和院内对其进行急救时首先要判断有无严重血流动力学障碍，并建立静脉通道，给予吸氧、心电监护，使用电击复律和/或抗心律失常药物迅速纠正心律失常。在血流动力学稳定、心律失常已纠正的情况下再分析、判断导致心律失常的病因和诱因，并给予相应的处理。

一、阵发性室上性心动过速

阵发性室上性心动过速，简称室上速，是一种阵发性、规则而快速的异位心律。根据起搏点部位及发生机制的不同，包括窦房折返性心动过速、心房折返性心动过速、自律性房性心动过速、房室结内折返性心动过速等。此外，利用隐匿性房室旁路逆行传导的房室折返性心动过速习惯上也归属于室上性心动过速的范畴。由于心动过速发作时频率很快，P 波往往埋伏于前一个 T 波中，不易判定起搏点的部位，故常统称为阵发性室上性心动过速。在全部室上速患者中，房室结内折返性心动过速和房室折返性心动过速占 90%以上。

(一)病因

阵发性室上性心动过速常见于正常的青年，情绪激动、疲劳或烟酒过量常可诱发。亦可见于各种心脏病患者，如冠心病、风湿性心脏病、慢性肺源性心脏病、甲状腺功能亢进性心脏病等。

(二)发病机制

折返是阵发性室上性心动过速发生的主要机制。由触发活动、自律性增高引起者为数甚少。在房室结存在双径路、房室间存在隐匿性房室旁路、窦房结细胞群之间存在功能性差异、心房内 3 条结间束或心房肌的传导性能不均衡或中断的情况下，两条传导性和不应期不一致的传导通路如形成折返环，其中，一条传导通路出现单向传导阻滞时，适时的期前收缩或程序刺激在非阻滞通路上传导的时间使单向传导阻滞的通路脱离不应期，冲动在折返环中沿着一定的方向在折返环中运行，即可形成阵发性室上性心动过速。

(三)临床表现

心动过速发作突然起始与终止，持续时间长短不一。症状包括心悸、胸闷、焦虑不安、头晕，少数患者可出现晕厥、心绞痛、心力衰竭、休克。症状轻重取决于发作时心室率快速的程度、持续时间以及有无血流动力学障碍，亦与原发病的严重程度有关。体检心尖区第一心音强度恒定，心律绝对规则。

(四)诊断

1.心电图特征

(1)心率 150～250 次/分，节律规则。

(2)QRS 波群形态与时限正常，发生室内差异性传导或原有束支传导阻滞时，QRS 波群形态异常。

(3)P 波形态与窦性心律时不同，且常与前一个心动周期的 T 波重叠而不易辨认。

(4)ST 段轻度下移，T 波平坦或倒置(图 3-1)。

2.评估

(1)判断有无严重的血流动力学障碍、缺氧、二氧化碳潴留和电解质紊乱。

(2)判断有无器质性心脏病、心功能状态和发作的诱因。

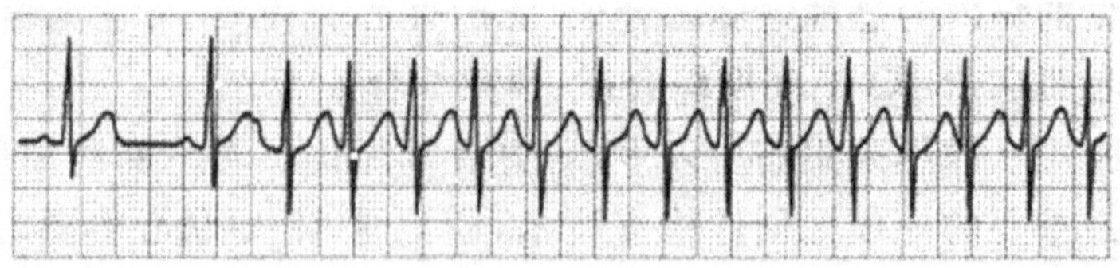

图 3-1 阵发性室上性心动过速

(3)询问既往有无阵发性心动过速发作,每次发作的持续时间、主要症状及诊治情况。

(五)急诊处理

在吸氧、心电监护、建立静脉通路后,根据患者基础的心脏状况、既往发作的情况、有无血流动力学障碍以及对心动过速的耐受程度做出处理。

1.同步直流电复律

当患者有严重的血流动力学障碍时,需要紧急电击复律。抗心律失常药物治疗无效亦应施行电击复律。能量一般选择 100～150 J。电击复律时如患者意识清楚,应给予地西泮 10～30 mg静脉注射。应用洋地黄者不应电复律治疗。

2.刺激迷走神经

如患者心功能与血压正常,可先尝试刺激迷走神经的方法。颈动脉窦按摩(患者取仰卧位,先行右侧,每次 5～10 秒,切不可两侧同时按摩,以免引起脑缺血)、Valsalva 动作(深吸气后屏气、再用力作呼气)、诱导恶心、将面部浸没于冰水中等方法可使心动过速终止。

3.腺苷与钙通道阻滞剂

首选治疗药物为腺苷,6～12 mg 静脉注射,时间 1～2 秒。腺苷起效迅速,不良反应有胸部压迫感、呼吸困难、面部潮红、窦性心动过缓、房室传导阻滞等。由于其半衰期短于 6 秒,不良反应即使发生亦很快消失。如腺苷无效可改用维拉帕米,首次 5 mg 稀释后静脉注射,时间 3～5 分钟,无效间隔 10 分钟再静脉注射 5 mg。亦可使用地尔硫䓬 0.25～0.35 mg/kg。上述药物疗效达 90%以上。如患者合并心力衰竭、低血压或为宽 QRS 波心动过速,尚未明确室上性心动过速的诊断时,不应选用钙通道阻滞剂,宜选用腺苷静脉注射。

4.洋地黄与 β 受体阻滞剂

毛花苷 C 0.4～0.8 mg 稀释后静脉缓慢注射,以后每 2～4 小时静脉注射 0.2～0.4 mg,24 小时总量在 1.6 mg 以内。目前洋地黄已较少应用,但对伴有心功能不全患者仍为首选。

β受体阻滞剂也能有效终止心动过速，但应避免用于失代偿的心力衰竭患者，并以选用短效β受体阻滞剂（如艾司洛尔）较为合适，剂量 50～200 μg/(kg・min)。

5.普罗帕酮

1～2 mg/kg（常用 70 mg）稀释后静脉注射，无效间隔 10～20 分钟再静脉注射 1 次，一般静脉注射总量不超过 280 mg。由于普罗帕酮有负性肌力作用及抑制传导系统作用，且个体间存在较大差异，对有心功能不全者禁用，对有器质性心脏病、低血压、休克、心动过缓者等慎用或禁用。

6.其他

合并低血压者可应用升压药物，通过升高血压反射性地兴奋迷走神经，终止心动过速。可选用间羟胺 10～20 mg 或甲氧明 10～20 mg，稀释后缓慢静脉注射。有器质性心脏病或高血压者不宜使用。

二、室性心动过速

室性心动过速，是指连续 3 个或 3 个以上的室性期前收缩，频率＞100 次/分所构成的快速心律失常。

（一）病因

室性心动过速常发生于各种器质性心脏病，以缺血性心脏病为最常见；其次为心肌病、心力衰竭、二尖瓣脱垂、瓣膜性心脏病等；其他病因包括代谢紊乱、电解质紊乱、长 Q-T 间期综合征、Brugada 综合征、药物中毒等。少数室性心动过速可发生于无器质性心脏病者，称为特发性室性心动过速。

（二）发病机制

1.折返

折返形成必须具备两条解剖或功能上相互分离的传导通路、部分传导途径的单向阻滞和另一部分传导缓慢这 3 个条件。心室内的折返可为大折返、微折返。前者具有明确的解剖途径；后者为发生于小块心肌甚至于细胞水平的折返，是心室内的折返最常见的形式。心肌的缺血、低血钾及代谢障碍等引起心室肌细胞膜电位改变，动作电位时间、不应期、传导性的非均质性，使心肌电活动不稳定而诱发室性心动过速。

2.自律性增高

心肌缺血、缺氧、牵张过度均可使心室异位起搏点 4 相舒张期除极坡度增加、降低阈电位或提高静息电位的水平，使心室肌自律性增高而诱发室性心动过速。

3.触发活动

由后除极引起的异常冲动的发放。常由前一次除极活动的早期后除极或延迟后除极所诱发。它可见于局部儿茶酚胺浓度增高、心肌缺血-再灌注、低血钾、高血钙及洋地黄中毒时。

(三)临床表现

室性心动过速临床症状的轻重视发作时心脏基础病变、心功能状态、频率及持续时间等不同而异,而有很大差别。非持续性室性心动过速的患者通常无症状。持续性室性心动过速常伴有明显的血流动力学障碍与心肌缺血。临床症状包括心悸、气促、低血压、心绞痛、少尿、晕厥等。听诊心律轻度不规则,第一、二心音分裂。室性心动过速发生房室分离时,颈静脉搏动出现间歇性 a 波,第一心音响度及血压随每次心搏而变化;室性心动过速伴有房颤时,则第一心音响度变化和颈静脉搏动间歇性 a 波消失。部分室性心动过速蜕变为室颤而引起患者猝死。

(四)诊断与鉴别诊断

1.心电图特征

(1)3 个或 3 个以上的室性期前收缩连续出现。

(2)QRS 波群宽大、畸形,时间>0.12 秒,ST-T 波方向与 QRS 波群主波方向相反。

(3)心室率通常为 100~250 次/分,心律规则,但亦可不规则。

(4)心房独立活动与 QRS 波群无固定关系,形成房室分离;偶尔个别或所有心室激动逆传夺获心房。

(5)通常发作突然开始。

(6)心室夺获与室性融合波:室性心动过速发作时少数室上性冲动可下传心室,产生心室夺获,表现为在 P 波之后提前发生一次正常的 QRS 波群。室性融合波的 QRS 波群形态介于窦性与异位心室搏动之间,其意义为部分夺获心室。心室夺获与室性融合波的存在对确立室性心动过速的诊断有重要价值(图 3-2)。

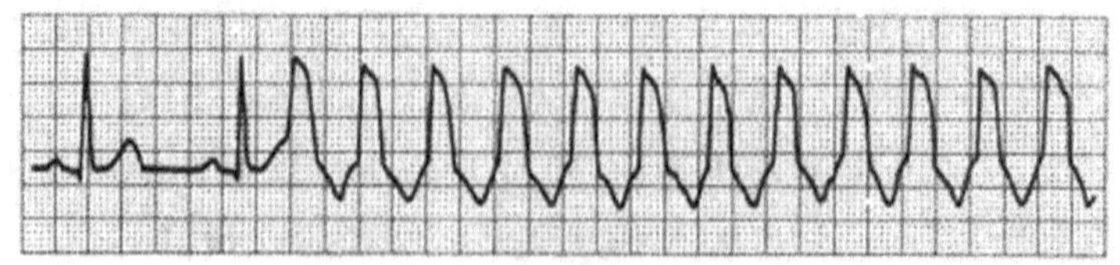

图 3-2　室性心动过速

2.室性心动过速的分类

(1)按室性心动过速发作持续时间的长短分为:①持续性室性心动过速,发作时间30秒以上,或室性心动过速发作时间未达30秒,但出现严重的血流动力学异常,需药物或电复律始能终止。②非持续性室性心动过速,发作时间短于30秒,能自行终止。

(2)按室性心动过速发作时QRS波群形态不同分为:①单形性室性心动过速,室性心动过速发作时,QRS波群形态一致。②多形性室性心动过速,室性心动过速发作时,QRS波群形态呈2种或2种以上形态。

(3)按室性心动过速发作时血流动力学的改变分为:①血流动力学稳定性室性心动过速。②血流动力学不稳定性室性心动过速。

(4)按室性心动过速持续时间和形态的不同分为:①单形性持续性室性心动过速。②单形性非持续性室性心动过速。③多形性持续性室性心动过速。④多形性非持续性室性心动过速。

3.鉴别诊断

室性心动过速与阵发性室上性心动过速伴束支传导阻滞或室内差异性传导或合并预激综合征的心电图十分相似,但各自的临床意义及治疗完全不同,因此应进行鉴别。

(1)阵发性室上性心动过速伴室内差异性传导:室性心动过速与阵发性室上性心动过速伴室内差异性传导酷似,均为宽QRS波群心动过速,二者应仔细鉴别。下述诸点有助于阵发性室上性心动过速伴室内差异性传导的诊断:①每次心动过速均由期前发生的P波开始。②P波与QRS波群相关,通常呈1∶1房室比例。③刺激迷走神经可减慢或终止心动过速。

(2)预激综合征伴心房颤动:预激综合征患者发生心房颤动,冲动沿旁道下传预激心室表现为宽QRS波,沿房室结下传表现为窄QRS波,有时二者融合QRS波介于二者之间。当室率较快时易与室性心动过速混淆。下述诸点有助于预激综合征伴心房颤动的诊断:①心房颤动发作前后有预激综合征的心电图形。②QRS时限>0.20秒,且由于预激心室程度不同QRS时限可有差异。③心律明显不齐,心率多>200次/分。④心动过速QRS波中有预激综合征心电图形时有利于预激综合征伴心房颤动的诊断。

4.评估

(1)判断血流动力学状态、有无脉搏:当心电图显示为室性心动过速或宽QRS波心动过速时,首先要判断患者血流动力学是否稳定、有无脉搏。

(2)确定室性心动过速的类型、持续时间。

(3)判断有无器质性心脏病、心功能状态和发作的诱因。

(4)判断 Q-T 间期有无延长、是否合并低血钾和洋地黄中毒等。

(五)急诊处理

室性心动过速的急诊处理原则是:对非持续性的室性心动过速,无症状、无晕厥史、无器质性心脏病者无须治疗;对持续性室性心动过速发作,无论有无器质性心脏病均应迅速终止发作,积极治疗原发病;对非持续性室性心动过速,有器质性心脏病患者亦应积极治疗。

1.吸氧

室性心动过速的患者,常有器质性心脏病,发作时间长时即有明显缺氧,应该注意氧气吸入。

2.直流电复律

无脉性室性心动过速、多形性室性心动过速应视同心室颤动,立即进行复苏抢救和非同步直流电复律,首次单相波能量为 360 J,双相波能量为 150 J 或 200 J。伴有低血压、休克、呼吸困难、肺水肿、心绞痛、晕厥或意识丧失等严重血流动力学障碍的单形性持续性室性心动过速者,首选同步直流电复律;药物治疗无效的单形性持续性室性心动过速者,也应行同步直流电复律。首次单相波能量为 100 J,如不成功,可增加能量。如血流动力学情况允许应予短时麻醉。洋地黄中毒引起的室性心动过速者,不宜用电复律,应给予药物治疗。

3.抗心律失常药物的使用

(1)胺碘酮:静脉注射胺碘酮基本不诱发尖端扭转性室性心动过速,也不加重或诱发心力衰竭。适用于血流动力学稳定的单形性室性心动过速、不伴 Q-T 间期延长的多形性室性心动过速、未能明确诊断的宽 QRS 心动过速、电复律无效或电复律后复发的室性心动过速、普鲁卡因胺或其他药物治疗无效的室性心动过速。在合并严重心功能受损或缺血的患者,胺碘酮优于其他抗心律失常药,疗效较好,促心律失常作用低。首剂静脉用药 150 mg,用 5%葡萄糖溶液稀释后,于 10 分钟内注入。首剂用药 10～15 分钟后仍不能转复,可重复静脉注射 150 mg。室性心动过速终止后以 1 mg/min 速度静脉滴注 6 小时,随后以 0.5 mg/min速度维持给药,原则上第一个 24 小时不超过1.2 g,最大可达 2.2 g。第二个 24 小时及以后的维持量一般推荐 720 mg/24 h。静脉胺碘酮的使用剂量和方法要因人而异,使用时间最好不要超过4 天。静脉使用胺碘酮的主要不良反应是低血压和心动过缓,减慢静脉注射速度、补充血容量、使用升压药或正性肌力药物可以预防,必要时采用临时起搏。

(2)利多卡因:近年来,发现利多卡因对起源自正常心肌的室性心动过速终止有效率低；终止器质性心脏病或心力衰竭中室性心动过速的有效率不及胺碘酮和普鲁卡因胺；急性心肌梗死中预防性应用利多卡因，室颤发生率降低，但死亡率上升；此外终止室性心动过速、室颤复发率高；因此，利多卡因已不再是终止室性心动过速、室颤的首选药物。首剂用药 50～100 mg，稀释后 3～5 分钟内静脉注射，必要时间隔 5～10 分钟后可重复 1 次，至室性心动过速消失或总量达 300 mg，继以 1～4 mg/min 的速度维持给药。主要不良反应有嗜睡、感觉迟钝、耳鸣、抽搐、一过性低血压等。禁忌证有高度房室传导阻滞、严重心衰、休克、肝功能严重受损等。

(3)苯妥英钠：它能有效地消除由洋地黄过量引起的延迟性后除极触发活动，主要用于洋地黄中毒引起的室性和房性快速心律失常。也可用于长 Q-T 间期综合征所诱发的尖端扭转性室性心动过速。首剂用药100～250 mg，以注射用水 20～40 mL 稀释后 5～10 分钟内静脉注射，必要时每隔 5～10 分钟重复静脉注射100 mg，但 2 小时内不宜超过 500 mg，1 天不宜超过 1 000 mg。治疗有效后改口服维持，第 2、3 天维持量 100 mg，5 次/天；以后改为每 6 小时 1 次。主要不良反应有头晕、低血压、呼吸抑制、粒细胞减少等。禁忌证有低血压、高度房室传导阻滞(洋地黄中毒例外)、严重心动过缓等。

(4)普罗帕酮：1～2 mg/kg(常用 70 mg)稀释后以 10 mg/min 静脉注射，无效则间隔10～20 分钟再静脉注射 1 次，一般静脉注射总量不超过 280 mg。由于普罗帕酮有负性肌力作用及抑制传导系统作用，且个体间存在较大差异，对有心功能不全者禁用，对有器质性心脏病、低血压、休克、心动过缓者等慎用或禁用。

(5)普鲁卡因胺：100 mg 稀释后 3～5 分钟内静脉注射，每隔 5～10 分钟重复 1 次，直至心律失常被控制或总量达 1～2 g，然后以 1～4 mg/min 的速度维持给药。为避免普鲁卡因胺产生的低血压反应，用药时应有另外一个静脉通路，可随时滴入多巴胺，保持在推注普鲁卡因胺过程中血压不降。用药时应有心电图监测。应用普鲁卡因胺负荷量时可产生 QRS 增宽，如超过用药前 50%则提示已达最大耐受量，不可继续使用。

(六)特殊类型的室性心动过速

1.尖端扭转性室性心动过速

本病是多形性室性心动过速的一个特殊类型，因发作时 QRS 波群的振幅与波峰呈周期性改变，宛如围绕等电位线连续扭转而得名。往往连续发作 3～20 个冲动，间以窦性冲动，反复出现，频率 200～250 次/分(图 3-3)。在非发作期可有 Q-T 间期延长。当室性期前收缩发生在舒张晚期、落在前面 T 波的终末部分可诱发室性心动过速。由于发作时频率过快可伴有血流动力学不稳定的症状，甚至心脑缺血表现，持续发作控制不满意可恶化为室颤和猝死。临床见于先天性长Q-T间期综合征、严重的心肌损害和代谢异常、电解质紊乱（如低血钾或低血镁）、吩噻嗪和三环类抗抑郁药及抗心律失常药物（如奎尼丁、普鲁卡因胺或丙吡胺）的使用时。

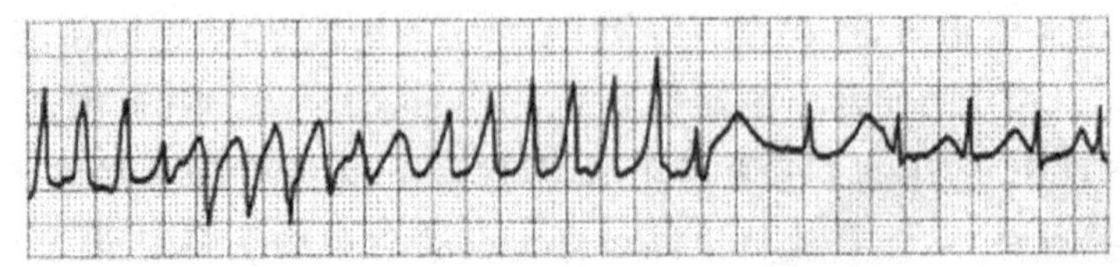

图 3-3 尖端扭转性室性心动过速

药物终止尖端扭转性室性心动过速时，首选硫酸镁，首剂 2 g，用 5%葡萄糖溶液稀释至 40 mL 缓慢静脉注射，时间 3～5 分钟，然后以 8 mg/min 的速度静脉滴注。ⅠA 类和Ⅲ类抗心律失常药物可使 Q-T 间期更加延长，故不宜应用。先天性长 Q-T 间期综合征治疗应选用β受体阻滞剂。对于基础心室率明显缓慢者，可起搏治疗，联合应用β受体阻滞剂。药物治疗无效者，可考虑左颈胸交感神经切断术，或置入埋藏式心脏复律除颤器。

2.加速性室性自主心律

本病又称非阵发性室性心动过速、缓慢型室性心动过速。心电图常表现为连续发生 3～10 个起源于心室的 QRS 波群，心室率通常为 60～110 次/分。心动过速的开始与终止呈渐进性，跟随于一个室性期前收缩之后，或当心室异位起搏点自律性高于窦性频率时发生。由于心室与窦房结两个起搏点轮流控制心室节律，融合波常出现于心律失常的开始与终止时，心室夺获亦很常见。

加速性室性自主心律常发生于心脏病患者，特别是急性心肌梗死再灌注期间、心脏手术、心肌病、风湿热与洋地黄中毒。发作短暂或间歇。患者一般无症状，亦不影响预后。通常无须治疗。

三、心房扑动

心房扑动简称房扑，是一种快速而规则、药物难以控制的心房异位心律，较心房颤动少见。

（一）病因

房扑常发生于器质性心脏病，如风湿性心脏病、冠心病、高血压性心脏病、心肌病等。此外，肺栓塞、慢性充血性心力衰竭、二、三尖瓣狭窄与反流导致心房扩大，亦可出现心房扑动。其他病因有甲状腺功能亢进症、酒精中毒、心包炎等，亦可见于一些无器质性心脏病的患者。

(二)发病机制

心脏电生理研究表明,房扑为折返所致。因这些折返环占领了心房的大部分区域,故称之为“大折返”。下腔静脉至三尖瓣环间的峡部常为典型房扑折返环的关键部位。围绕三尖瓣环呈逆钟向折返的房扑最常见,称典型房扑(Ⅰ型);围绕三尖瓣环呈顺钟向折返的房扑较少见,称非典型房扑(Ⅱ型)。

(三)临床表现

房扑往往有不稳定的倾向,可恢复为窦性心律或进展为心房颤动,亦可持续数月或数年。按摩颈动脉窦能突然成比例减慢房扑者的心室率,停止按摩后又恢复至原先心室率水平。令患者运动、施行增加交感神经张力或降低迷走神经张力的方法,可促进房室传导,使房扑的心室率成倍数增加。

房扑患者常有心悸、呼吸困难、乏力或胸痛等症状。有些房扑患者症状较为隐匿,仅表现为活动时乏力。如房扑伴有极快的心室率,可诱发心绞痛、心力衰竭。体检可见快速的颈静脉扑动。房室传导比例发生改变时,第一心音强度也随之变化。未得到控制且心室率极快的房扑,长期发展会导致心动过速性心肌病。

(四)诊断

1.心电图特征

(1)反映心房电活动的窦性 P 波消失,代之以规律的锯齿状扑动波称为 F 波,扑动波之间的等电位线消失,在Ⅱ、Ⅲ、aVF 或 V_1 导联最为明显,典型房扑在Ⅱ、Ⅲ、aVF 导联上的扑动波呈负向,V_1 导联上的扑动波呈正向,移行至 V_6 导联时则扑动波演变成负向波。心房率为 250～350 次/分。非典型房扑,表现为Ⅱ、Ⅲ、aVF 导联上的正向扑动波和 V_1 导联上的负向扑动波,移行至 V_6 导联时则扑动波演变为正向扑动波,心房率为 340～430 次/分。

(2)心室率规则或不规则,取决于房室传导比例是否恒定。当心房率为 300 次/分,未经药物治疗时,心室率通常为 150 次/分(2∶1 房室传导)。使用奎尼丁、普罗帕酮等药物,心房率减慢至 200 次/分以下,房室传导比例可恢复 1∶1,导致心室率显著加速。预激综合征和甲状腺功能亢进症并发房扑,房室传导比例如为 1∶1,可产生极快的心室率。不规则的心室率是由于房室传导比例发生变化,如 2∶1 与 4∶1 传导交替所致。

(3)QRS 波群呈室上性,时限正常。当合并预激综合征、室内差异性传导和束支传导阻滞时,QRS 波增宽、畸形(图 3-4)。

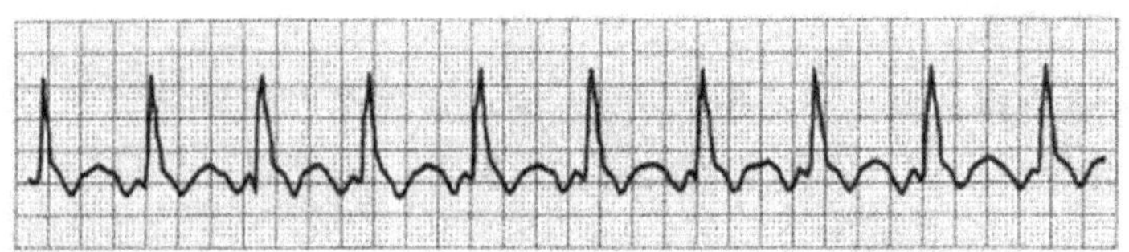

图 3-4 心房扑动

2.评估

(1)有无严重的血流动力学障碍。

(2)判断有无器质性心脏病、心功能状态和发作的诱因。

(3)判断房扑的持续时间。

(五)急诊处理

房扑常发生于器质性心脏病,在吸氧、心电监护、建立静脉通路后,根据患者基础的心脏状况、有无血流动力学障碍做出处理。房扑急诊处理的目的是在对原发病进行治疗的基础上将其转复为窦性心律,预防复发或单纯减慢心率以缓解临床症状。

1.心律转复

(1)直流电同步复律:是终止房扑最有效的方法。房扑发作时有严重的血流动力学障碍或出现心衰,应首选直流电复律;对持续性房扑药物治疗无效者,亦宜用电复律。大多数房扑仅需 50 J 的单相波或更小的双相波电击,即能成功地将房扑转复为窦性心律。成功率为 95%~100%。

(2)心房快速起搏:适用于电复律无效者,或已应用大剂量洋地黄不适宜复律者。成功率为70%~80%。对典型房扑(Ⅰ型)效果较好而非典型房扑(Ⅱ型)无效。对于房扑伴 1∶1 传导或旁路前向传导,由于快速心房起搏可诱发快速心室率甚至心室颤动,故为心房快速起搏禁忌。将电极导管插至食管的心房水平,或经静脉穿刺插入电极导管至右心房处,以快于心房率 10~20 次/分开始,当起搏至心房夺获后突然终止起搏,常可有效地转复房扑为窦性心律。当初始频率不能终止房扑时,在原来起搏频率基础上增加 10~20 次/分,必要时重复上述步骤。终止房扑最有效的起搏频率一般为房扑频率的120%~130%。

(3)药物复律:对房扑复律有效的药物有以下几种。①伊布利特:转复房扑的有效率为38%~76%,转复时间平均为 30 分钟。研究证实,其复律成功与否与房扑持续时间无关。严重的器质性心脏病、Q-T 间期延长或有窦房结病变的患者,不应给予伊布利特治疗。②普罗帕酮:急诊转复房扑的成功率为 40%。③索他洛尔:1.5 mg/kg 转复房扑成功率远不如伊布利特。

2.药物控制心室率

对血流动力学稳定的患者，首先以降低心室率为治疗目的。

(1)洋地黄制剂：是房扑伴心功能不全患者的首选药物。可用毛花苷C 0.4～0.6 mg稀释后缓慢静脉注射，必要时于2小时后再给0.2～0.4 mg，使心率控制在100次/分以下后改为口服地高辛维持。房扑大多数先转为房颤，如继续使用或停用洋地黄过程中，可能恢复窦性心律；少数从房扑转为窦性心律。

(2)钙通道阻滞剂：首选维拉帕米，5～10 mg稀释后缓慢静脉注射，偶可直接复律，或经房颤转为窦性心律，口服疗效差。静脉应用地尔硫䓬亦能有效控制房扑的心室率。主要不良反应为低血压。

(3)β受体阻滞剂：可减慢房扑之心室率。

(4)对于房扑伴1∶1房室传导，多为旁道快速前向传导。可选用延缓旁道传导的普罗帕酮、胺碘酮、普鲁卡因胺等，禁用延缓房室传导、增加旁道传导而加快室率的洋地黄和维拉帕米等。

3.药物预防发作

多非利特、氟卡尼、胺碘酮均可用于预防发作。但ⅠC类抗心律失常药物治疗房扑时必须与β受体阻滞剂或钙通道阻滞剂合用，原因是ⅠC类抗心律失常药物可减慢房扑频率，并引起1∶1房室传导。

4.抗凝治疗

新近观察显示，房扑复律过程中栓塞的发生率为1.7%～7.0%，未经充分抗凝的房扑患者直流电复律后栓塞风险为2.2%。房扑持续时间超过48小时的患者，在采用任何方式的复律之前均应抗凝治疗。只有在下列情况下才考虑心律转复：患者抗凝治疗达标(INR值为2.0～3.0)、房扑持续时间少于48小时或经食管超声未发现心房血栓。食管超声阴性者，也应给予抗凝治疗。

四、心房颤动

心房颤动亦称心房纤颤，简称房颤，指心房丧失了正常的、规则的、协调的、有效的收缩功能而代之以350～600次/分的不规则颤动，是一种十分常见的心律失常。绝大多数见于器质性心脏病患者，可呈阵发性或呈持续性。在人群中的总发病率约为0.4%，65岁以上老年人发病率为3%～5%，80岁后发病率可达8%～10%。合并房颤后心脏病病死率增加2倍，如无适当抗凝，脑卒中风险增加5倍。

(一)病因

房颤常发生于原有心血管疾病者，常见于风湿性心脏病、冠心病、高血压性心脏病、甲状腺功能亢进、缩窄性心包炎、心肌病、感染性心内膜炎以及慢性肺源性心脏病等。房颤发生在无心脏病变的中青年，称为孤立性房颤。老年房颤患者中部分是心动过缓-心动过速综合征的心动过速期表现。

(二)发病机制

目前得到公认的是多发微波折返学说和快速发放冲动学说。多发微波折返学说认为：多发微波以紊乱方式经过心房，互相碰撞、再启动和再形成，并有足够的心房组织块来维持折返。快速发放冲动学说认为：左右心房、肺静脉、腔静脉、冠状静脉窦等开口部位，或其内一定距离处(存在心房肌袖)有快速发放冲动灶，驱使周围心房组织产生心房颤动，由多发微波折返机制维持，快速发放冲动停止后心房颤动仍会持续。

(三)临床表现

房颤时心房有效收缩消失，心排血量比窦性心律时减少 25%或更多。症状的轻重与患者心功能和心室率的快慢有关。轻者可仅有心悸、气促、乏力、胸闷；重者可致急性肺水肿、心绞痛、心源性休克甚至昏厥。阵发性房颤者自觉症状常较明显。房颤伴心房内附壁血栓者，可引起栓塞症状。房颤的典型体征是第一心音强弱不等，心律绝对不规则，脉搏短绌。

(四)诊断

1.心电图特点

(1)各导联中正常 P 波消失，代之以形态、间距及振幅均绝对不规则的心房颤动波(f 波)，频率350～600 次/分，通常在Ⅱ、Ⅲ、aVF 或 V_1 导联较为明显。

(2)R-R 间期绝对不规则，心室率较快；但在并发完全性房室传导阻滞或非阵发性交界性心动过速时，R-R 间期规则，此时诊断依靠 f 波的存在。

(3)QRS 波群呈室上性，时限正常。当合并预激综合征、室内差异性传导和束支传导阻滞时，QRS 波群增宽、畸形，此时心室率又很快时，极易误诊为室性心动过速，食管导联心电图对诊断很有帮助。

(4)在长 R-R 间期后出现的短 R-R 间期，其 QRS 波群呈室内差异性传导(常为右束支传导阻滞型)称为 Ashman 现象；差异传导连续发生时称为蝉联现象(图 3-5)。

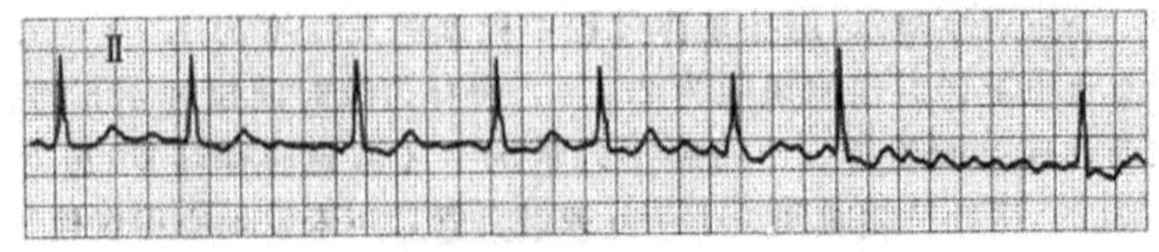

图 3-5　心房颤动

2.房颤的分类

(1)阵发性房颤:持续时间<7天(通常在48小时内),能自行终止,反复发作。

(2)持续性房颤:持续时间>7天,或以前转复过,非自限性,反复发作。

(3)永久性房颤:终止后又复发,或患者无转复愿望,持久发作。

3.评估

(1)根据病史和体格检查确定患者有无器质性心脏病、心功能不全、电解质紊乱,是否正在使用洋地黄制剂。

(2)心电图中是否间歇出现或持续存在δ波。如存在则表明为WPW,洋地黄制剂和维拉帕米为禁忌药物。

(3)紧急复律是否有益处,如快速心室率所致的心肌缺血、肺水肿、血流动力学不稳定。

(4)复律后是否可维持窦律,如甲状腺疾病、左心房增大、二尖瓣疾病。

(5)发生栓塞并发症的危险因素有哪些,即是否需要抗凝治疗。

(五)急诊处理

房颤急诊处理的原则及目的:①恢复并维持窦性心律。②控制心室率。③抗凝治疗预防栓塞并发症。

1.复律治疗

(1)直流电同步复律:急性心肌梗死、难治性心绞痛、预激综合征等伴房颤患者,如有严重血流动力学障碍,首选直流电同步复律,初始能量200 J。初始电复律失败,保持血钾在4.5~5.0 mmol/L,30分钟静脉注射胺碘酮300 mg(随后24小时静脉滴注900~1200 mg),尝试进一步除颤。血流动力学稳定、房颤时心室率快(>100次/分),用洋地黄难以控制,或房颤反复诱发心力衰竭或心绞痛,药物治疗无效,也需尽快电复律。

(2)药物复律:房颤发作在7天内的患者药物复律的效果最好。大多数这样的患者房颤是第一次发作,不少患者发作后24~48小时可自行复律。房颤时间较长的患者(>7天)很少能自行复律,药物复律的成功率也大大减少。复律成功与否与房颤的持续时间的长短、左心房大小和年龄有关。已证实有效的房颤复律药物有:胺碘酮、普罗帕酮、氟卡尼、伊布利特、多非利特、奎尼丁。

1)普罗帕酮:用于≤7天的房颤患者,单剂口服450~600 mg,转复有效率可达60%左右。但不能用于75岁以上的老年患者、心力衰竭、病态窦房结综合征、束支传导阻滞、QRS≥0.12秒、不稳定心绞痛、6个月内有过心肌梗死、二度以上房室传导阻滞者等。

2)胺碘酮:可静脉或口服应用。口服用药住院患者 1.2~1.8 g/d,分次服,直至总量达 10^9,然后 0.2~0.4 g/d 维持;门诊患者 0.6~0.8 g/d,分次服,直至总量达 10 g后 0.2~0.4 g/d 维持。静脉用药者为 30~60 分钟内静脉注射 5~7 mg/kg,然后 1.2~1.8 g/d 持续静脉滴注或分次口服,直至总量达 10 g 后 0.2~0.4 g/d 维持。转复有效率为 20%~70%。

3)伊布利特:适用于 7 天左右的房颤。1 mg 静脉注射 10 分钟,若 10 分钟后未能转复可重复 1 mg。应用时必须心电监护 4 小时。转复有效率为 20%~75%。

2.控制心室率

(1)短期迅速控制心室率:血流动力学稳定的患者最初治疗目标是迅速控制心室率,使患者心室率≤100 次/分,保持血流动力学稳定,减轻患者症状,以便赢得时间,进一步选择最佳治疗方案。初次发作且在 24~48 小时的急性房颤或部分阵发性患者心室率控制后,可能自行恢复为窦性心律。

1)毛花苷 C:是伴有心力衰竭、肺水肿患者的首选药物。0.2~0.4 mg稀释后缓慢静脉注射,必要时于 2~6 小时后可重复使用,24 小时内总量一般不超过 1.2 mg。若近期曾口服洋地黄制剂者,可在密切观察下给毛花苷 C 0.2 mg。

2)钙通道阻滞剂:地尔硫䓬 15 mg,稀释后静脉注射,时间 2 分钟,必要时 15 分钟后重复1 次,继以 15 mg/h 维持,调整静脉滴注速度,使心室率达到满意控制。维拉帕米 5~10 mg,稀释后静脉注射,时间 10 分钟,必要时 30~60 分钟后重复 1 次。应注意这两种药物均有一定的负性肌力作用,可导致低血压,维拉帕米更明显,伴有明显心力衰竭者不用维拉帕米。

3)β 受体阻滞剂:普萘洛尔 1 mg 静脉注射,时间 5 分钟,必要时每 5 分钟重复 1 次,最大剂量至5 mg,维持剂量为每 4 小时 1~3 mg;或美托洛尔 5 mg 静脉注射,时间 5 分钟,必要时每5 分钟重复 1 次,最大剂量 10~15 mg;艾司洛尔 0.25~0.5 mg/kg 静脉注射,时间>1 分钟,继以 50 μg/(kg·min)静脉滴注维持。低血压与心力衰竭者忌用 β 受体阻滞剂。

上述药物应在心电监护下使用,心室率控制后应继续口服该药进行维持。地尔硫䓬或 β 受体阻滞剂与毛花苷 C 联合治疗能更快控制心室率,且毛花苷 C 的正性肌力作用可减轻地尔硫䓬和 β 受体阻滞剂的负性肌力作用。

4)特殊情况下房颤的药物治疗。①预激综合征伴房颤:控制心室率避免使用 β 受体阻滞剂、钙通道阻滞剂、洋地黄制剂和腺苷等,因这些药物延缓房室结传导、房颤通过旁路下传使心室率反而增快。对心功能正常者，可选用胺碘酮、普罗帕酮、普鲁卡因胺或伊布利特等抗心律失常药物，使旁路传导减慢从而降低心室率，恢复窦律。胺碘酮用法：150 mg(3～5 mg/kg)，用 5%葡萄糖溶液稀释，于 10 分钟注入。首剂用药 10～15 分钟后仍不能转复，可重复 150 mg 静脉注射。继以 1.0～1.5 mg/min 速度静脉滴注 1 小时，以后根据病情逐渐减量，24 小时总量不超过 1.2 g。②急性心肌梗死伴房颤：提示左心功能不全，可静脉注射毛花苷 C 或胺碘酮以减慢心室率，改善心功能。③甲状腺功能亢进症伴房颤：首先予以积极的抗甲状腺药物治疗。应选用非选择性 β 受体阻滞剂(如卡维地洛)。④急性肺疾病或慢性肺部疾病伴房颤：应纠正低氧血症和酸中毒，尽量选择钙通道阻滞剂控制心室率。

(2)长期控制心室率：持久性房颤的治疗目的为控制房颤过快的心室率，可选用β受体阻滞剂、钙通道阻滞剂或地高辛。但应注意这些药物的禁忌证。

3.维持窦性心律

房颤心律转复后要用药维持窦性心律。除伊布利特外，用于复律的药物也用于转复后维持窦律，因此，常用普罗帕酮、胺碘酮和多非利特，还可使用阿奇利特、索他洛尔。

4.预防栓塞并发症

慢性房颤(永久性房颤)患者有较高的栓塞发生率。过去有栓塞病史、瓣膜病、高血压、糖尿病、老年患者、左心房扩大、冠心病等使发生栓塞的危险性增大。存在以上任何一种情况，均应接受长期抗凝治疗。口服华法林，使凝血酶原时间国际标准化比值(INR)维持在 2.0～3.0，能安全而有效的预防脑卒中的发生。不宜应用华法林的患者以及无以上危险因素的患者，可改用阿司匹林(每天 100～300 mg)。房颤持续时间不超过 2 天，复律前无须做抗凝治疗。否则应在复律前接受 3 周的华法林治疗，待心律转复后继续治疗 4 周。紧急复律治疗可选用静脉注射肝素或皮下注射低分子肝素，复律后仍给予 4 周的抗凝治疗。在采取上述治疗的同时，要积极寻找房颤的原发疾病和诱发因素，给予相应处理。对房颤发作频繁、心室率很快、药物治疗无效者可施行射频消融、外科手术等。

五、心室扑动与心室颤动

心室扑动和心室颤动是最严重的心律失常，简称室扑和室颤。前者心室有快而微弱的收缩，后者心室各部分肌纤维发生快而不协调的颤动，对血流动力学的影响等同于心室停搏。室扑常为室颤的先兆，很快即转为室颤。而室颤则是导致心脏性猝死的常见心律失常，也是临终前循环衰竭的心律改变。原发性室颤为无循环衰竭基础上的室颤，常见于冠心病，及时电除颤可逆转。在各种心脏病的终末期发生的室扑和室颤，为继发性室扑和室颤，预后极差。

(一)病因

各种器质性心脏病及许多心外因素均可导致室扑和室颤，以冠心病、原发性心肌病、瓣膜性心脏病、高血压性心脏病为最常见。原发性室颤则好发于急性心肌梗死、心肌梗死溶栓再灌注后、原发性心肌病、病态窦房结综合征、心肌炎、触电、低温、麻醉、低血钾、高血钾、酸碱平衡失调、奎尼丁、普鲁卡因胺、锑剂和洋地黄等药物中毒、长 Q-T 间期综合征、Brugada 综合征、预激综合征合并房颤等。

(二)发病机制

室颤可以被发生于心室易损期的期前收缩所诱发，即“R-on-T”现象。然而，室颤也可在没有“R-on-T”的情况下发生，故有理论认为当一个行进的波正面碰到解剖障碍时可碎裂产生多个子波，后者可以单独存在并作为高频率的兴奋起源点触发室颤。多数学者认为，心室肌结构的不均一是形成自律性增高和折返的基质，而多个研究都提示起源于浦肯野系统的触发活动在室颤发生起始阶段的重要作用。

(三)诊断

1.临床特点

典型的表现为阿-斯(Adams-Stokes)综合征：患者突然抽搐，意识丧失，面色苍白，几次断续的叹息样呼吸之后呼吸停止；此时心音、脉搏、血压消失、瞳孔散大。部分患者阿-斯综合征表现不明显即已猝然死亡。

2.心电图

(1)室扑：正常的 QRS-T 波群消失，代之以连续、快速、匀齐的大振幅波动，频率 150～250 次/分，一般在发生心室扑动后，常迅速转变为心室颤动，但也可转变为室性心动过速，极少数恢复窦性心律。室扑与室性心动过速的区别在于后者 QRS 与 T 波能分开，波间有等电位线，且 QRS 时限不如室扑宽。

(2)室颤：QRS-T 波群完全消失，代之以形状不同、大小各异、极不均匀的波动，频率250～500 次/分，开始时波幅尚较大，以后逐渐变小，终于消失。室颤与室扑的区别在于前者波形及节律完全不规则，且电压极小(图 3-6)。

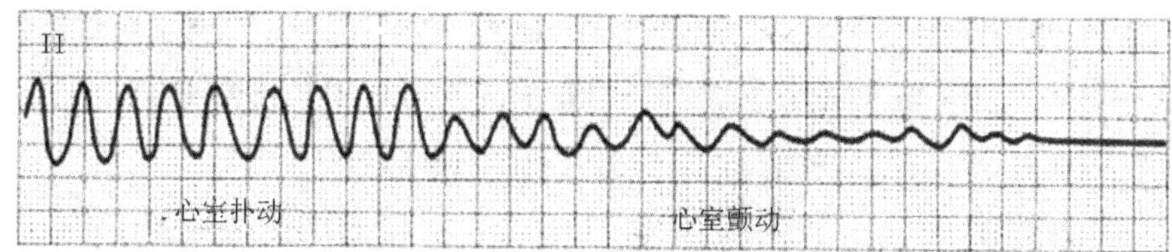

图 3-6　心室扑动与心室颤动

3.临床分型

(1)据室颤波振幅分型。①粗颤型：室颤波振幅>0.5 mV，多见于心肌收缩功能较好的患者，心肌蠕动幅度相对粗大有力，张力较好，对电除颤效果好。②细颤型：室颤波振幅<0.5 mV，多见于心肌收缩功能较差的情况。对电除颤疗效差。

(2)据室颤前心功能分型。①原发性室颤：又称非循环衰竭型室颤。室颤前无低血压、心力衰竭或呼吸衰竭，循环功能相对较好。室颤的发生与心肌梗死等急性病变有关。除颤成功率为 80%。②继发性室颤：又称循环衰竭型室颤。室颤前常有低血压、心力衰竭或呼吸衰竭，常同时存在药物、电解质紊乱等综合因素，除颤成功率低(<20%)。③特发性室颤：室颤发生前后均未发现器质性心脏病，室颤常突然发生，多数来不及复苏而猝死，部分自然终止而幸存。室颤幸存者常有复发倾向，属于单纯的心电疾病。④无力型室颤：又称临终前室颤。临终患者有 50%可出现室颤，室颤波频率慢，振幅低。

(四)急诊处理

1.非同步直流电击除颤

心室扑动或心室颤动一旦发生，紧急给予非同步直流电击除颤 1 次，单相波能量选择 360 J，双相波选择 150～200 J。电击除颤后不应检查脉搏、心律，应立即进行胸外心脏按压，2 分钟或5 个30：2 按压/通气周期后如仍然是室颤，再予除颤 1 次。

2.药物除颤

2～3 次电击后仍为室颤首选胺碘酮静脉注射，无胺碘酮或有 Q-T 间期延长，可使用利多卡因，并重复电除颤。

3.病因处理

由严重低血钾引起的室颤反复发作，应静脉滴注大量氯化钾，一般用 2～3 g 氯化钾溶于 5%葡萄糖溶液 500 mL 内，在监护下静脉滴注，最初 24 小时内常需给氯化钾 10 g 左右，持续到心电图低血钾表现消失为止。由锑剂中毒引起的室颤反复发作，可反复用阿托品 1～2 mg 静脉注射或肌内注射，同时亦需补钾。由奎尼丁或普鲁卡因胺引起的室颤不宜用利多卡因，需用阿托品或异丙肾上腺素治疗。

4.复苏后处理

若经以上治疗心脏复跳，但仍有再次骤停的危险，并可能继发脑、心、肾损害，从而发生严重并发症和后遗症。因此应积极的防治发生心室颤动的原发疾病，维持有效的循环和呼吸功能及水、电解质和酸碱平衡，防治脑水肿、急性肾衰竭和继发感染。

六、房室传导阻滞

房室传导阻滞又称房室阻滞，是指房室交界区脱离了生理不应期后，冲动从心房传至心室的过程中异常延迟、传导部分中断或完全被阻断。房室传导阻滞可为暂时性或持久性。根据心电图上的表现分三度：一度房室传导阻滞，指 P-R 间期延长，如心率＞50 次/分且无明显症状，一般不需要特殊处理，但在急性心肌梗死时要观察发展变化；二度房室传导阻滞指心房冲动有部分不能传入心室，又分为Ⅰ型（莫氏Ⅰ型即文氏型）与Ⅱ型（莫氏Ⅱ型）；三度房室传导阻滞指房室间传导完全中断，可引起严重临床后果，要积极治疗。

二度以上的房室传导阻滞，由于心搏脱漏，可有心动过缓及心悸、胸闷等症状；高度或完全性房室传导阻滞时严重的心动过缓可致心源性晕厥，需急诊抢救治疗。

（一）病因

正常人或运动员可发生二度Ⅰ型房室传导阻滞，与迷走神经张力增高有关，常发生于夜间。导致房室传导阻滞的常见病变为急性心肌梗死、冠状动脉痉挛、病毒性心肌炎、心肌病、急性风湿热、钙化性主动脉瓣狭窄、心脏肿瘤（特别是心包间皮瘤）、原发性高血压、心脏手术、电解质紊乱、黏液性水肿等。

（二）发病机制

一度及二度Ⅰ型房室传导阻滞，阻滞部位多在房室结，病理改变多不明显，或仅有暂时性房室结缺血、缺氧、水肿、轻度炎症。二度Ⅱ型及三度房室传导阻滞，病理改变广泛而严重，且常持久存在，包括传导系统的炎症或局限性纤维化、急性前壁心肌梗死及希氏束、左右束支分叉处或双侧束支坏死、束支的广泛纤维性变。先天性完全性房室传导阻滞，可见房室结或希氏束的传导组织完全中断或缺如。

（三）临床表现

一度房室传导阻滞常无自觉症状。二度房室传导阻滞由于心搏脱漏，可有心悸、乏力等症状，亦可无症状。三度房室传导阻滞的症状决定于心室率的快慢与伴随病变，症状包括疲倦、乏力、头晕、晕厥、心绞痛、心力衰竭。如合并室性心律失常，患者可感到心悸不适。当一度、二度突然进展为三度房室传导阻滞，因心室率过缓，每分钟心排血量减少，导致脑缺血，患者可出现暂时性意识丧失，甚至抽搐，称为阿-斯综合征，严重者可引起猝死。往往感觉疲劳、软弱、胸闷、心悸、气短或晕厥，听诊心率缓慢规律。

一度房室传导阻滞，听诊时第一心音强度减弱。二度Ⅰ型房室传导阻滞的第一心音强度逐渐减弱并有心搏脱漏。二度Ⅱ型房室传导阻滞亦有间歇性心搏脱漏，但第一心音强度恒定。三度房室传导阻滞的第一心音强度经常变化。第二心音可呈正常或反常分裂，间或听到响亮亢进的第一心音。凡遇心房与心室同时收缩，颈静脉出现巨大的 a 波（大炮波）。

（四）诊断

1.心电图特征

（1）一度房室传导阻滞：每个心房冲动都能传导至心室，仅 P-R 间期＞0.20 秒，儿童＞0.16 秒（图 3-7）。房室传导束的任何部位传导缓慢，均可导致 P-R 间期延长。如 QRS 波群形态与时限正常，房室传导延缓部位几乎都在房室结，极少数在希氏束。QRS 波群呈现束支传导阻滞图形者，传导延缓可能位于房室结和/或希氏束-浦肯野系统。希氏束电图记录可协助确定部位。

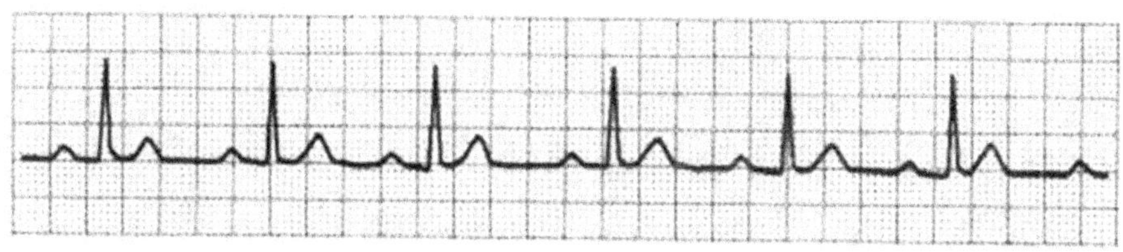

图 3-7 一度房室传导阻滞

（2）二度Ⅰ型房室传导阻滞：是最常见的二度房室传导阻滞类型。表现为 P-R 间期随每一心搏逐次延长，直至一个 P 波受阻不能下传心室，QRS 波群脱漏，如此周而复始；P-R 间期增量逐次减少；脱漏前的 P-R 间期最长，脱漏后的 P-R 间期最短；脱漏前 R-R 间期逐渐缩短，且小于脱漏后的 R-R 间期（图 3-8）。最常见的房室传导比率为 3∶2 和 5∶4。在大多数情况下，阻滞位于房室结，QRS 波群正常，极少数位于希氏束下部，QRS波群呈束支传导阻滞图形。二度Ⅰ型房室传导阻滞很少发展为三度房室传导阻滞。

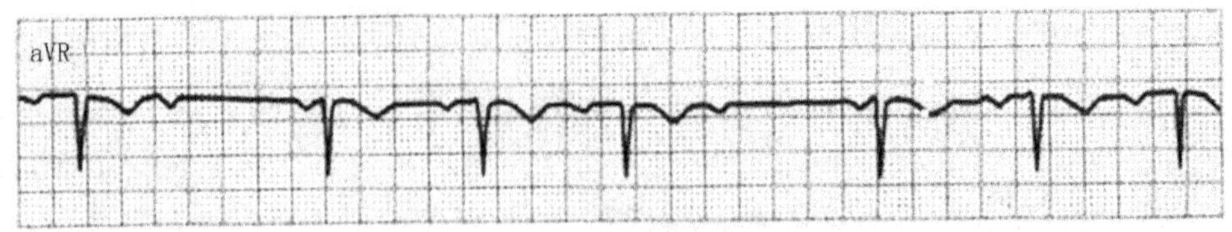

图3-8 二度Ⅰ型房室传导阻滞

(3)二度Ⅱ型房室传导阻滞：P-R间期固定，可正常或延长，QRS波群呈周期性脱漏，房室传导比例可为2∶1、3∶1、3∶2、4∶3、5∶4等。房室传导比例呈3∶1或3∶1以上者称为高度房室传导阻滞。当QRS波群增宽、形态异常时，阻滞位于希氏束-浦肯野系统。若QRS波群正常，阻滞可能位于房室结(图3-9)。

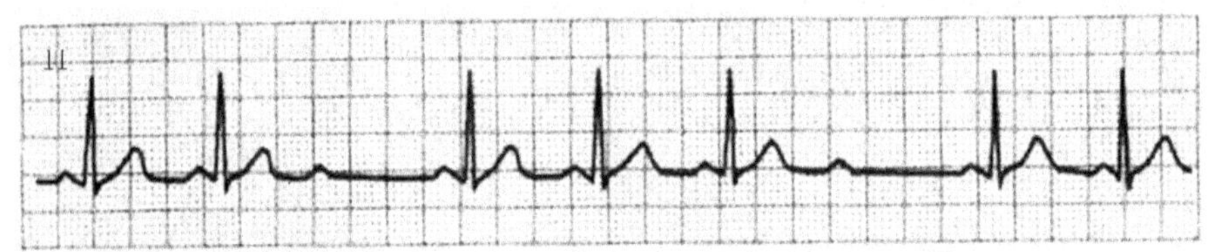

图3-9 二度Ⅱ型房室传导阻滞

(4)三度房室传导阻滞：又称完全性房室传导阻滞。全部P波不能下传，P波与ORS波群无固定关系，形成房室脱节。P-P间期<R-R间期。心室起搏点在希氏束分叉以上或之内为房室交界性心律，QRS波群形态与时限正常，心室率40～60次/分，心律较稳定；心室起搏点在希氏束以下，心室率30～40次/分，心律常不稳定(图3-10)。

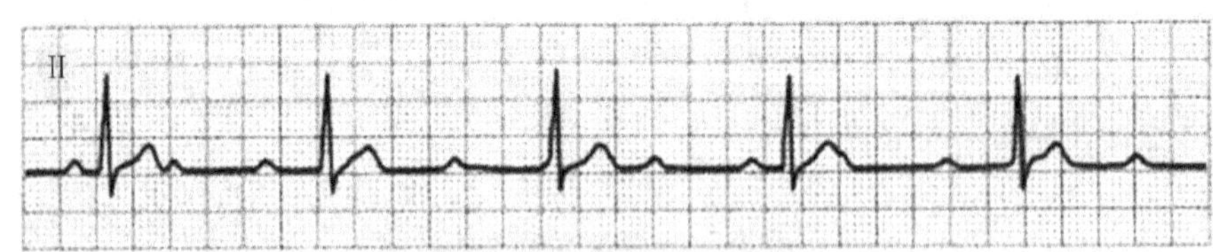

图3-10 三度房室传导阻滞

2.评估

(1)据病史、体格检查、实验室和其他检查判断有无器质性心脏病、心功能状态和诱因。

(2)判断血流动力学状态。

（五）急诊处理

病因治疗主要针对可逆性病因和诱因。如急性感染性疾病控制感染，洋地黄中毒的治疗和电解质紊乱的纠正等。应急治疗可用药物和电起搏。

1.二度Ⅰ型房室传导阻滞

二度Ⅰ型房室传导阻滞常见于急性下壁心肌梗死，阻滞是短暂的。若心室率>50次/分，无症状者不必治疗，可先严密观察，注意勿发展为高度房室传导阻滞。当心室率<50次/分，有头晕、心悸症状者可用阿托品0.5～1.0 mg静脉注射，或口服麻黄碱25 mg，3次/天。异丙肾上腺素1～2 mg加入生理盐水500 mL，静脉滴注，根据心室率调节滴速。

2.二度Ⅱ型房室传导阻滞

二度Ⅱ型房室传导阻滞可见于急性前壁心肌梗死，病变范围较广泛，常涉及右束支、左前分支、左后分支或引起三度房室传导阻滞，病死率极高。经用上述药物治疗不见好转，需安装临时起搏器。

3.洋地黄中毒的治疗

洋地黄中毒可停用洋地黄；观察病情，非低钾者一般应避免补钾；静脉注射阿托品；试用抗地高辛抗体。

4.药物应急治疗的选择

(1)异丙肾上腺素：为肾上腺能β受体兴奋药。兴奋心脏高位节律点窦房结和房室结，增快心率，加强心肌的收缩力，改善传导功能，提高心律的自律性，适用于三度房室传导阻滞伴阿-斯综合征急性发作、病态窦房结综合征。心肌梗死、心绞痛患者禁用或慎用。

(2)肾上腺素：兴奋α受体及β受体，可增强心肌收缩力，增加心排血量，加快心率；扩张冠状动脉，增加血流量，使周围小血管及内脏血管收缩（对心、脑、肺血管收缩作用弱）；松弛平滑肌，解除支气管及胃肠痉挛；可兴奋心脏的高位起搏点及心脏传导系统，故心脏停搏时肾上腺素是首选药物。可用于二度或三度房室传导阻滞者。

(3)麻黄碱：为间接及直接兼有作用的拟肾上腺素药，对α受体、β受体有兴奋作用，升压作用弱而持久，有加快心率作用，适用于二度或三度房室传导阻滞症状较轻的患者。

(4)阿托品：主要是解除迷走神经对心脏的抑制作用，使心率加快。适用于治疗各种类型的房室传导阻滞、窦性心动过缓、病态窦房结综合征。

(5)肾上腺皮质激素：具有消炎、抗过敏、抗内毒素、抑制免疫反应，减轻机体对各种损伤的病理反应,有利于房室传导改善,适用于炎症或水肿等引起的急性获得性完全性心脏传导阻滞。5%碳酸氢钠或11.2%乳酸钠,除能纠正代谢性酸中毒外,还有兴奋窦房结的功能。适用于酸中毒、高血钾所致完全性房室传导阻滞及心脏停搏。

5.起搏

起搏适用于先天性或慢性完全性心脏传导阻滞。通常选用永久按需起搏器,急性获得性完全性心脏传导阻滞可选用临时按需起搏器。

七、重症心律失常的护理

(一)护理目标

(1)及时发现并记录严重心律失常,提供诊断依据。

(2)保障最佳治疗契机,提高抢救成功率。

(3)有效配合紧急电除颤、起搏等治疗。

(4)减轻患者身体、心理的不适。

(二)护理措施

1.严密监测病情

发生严重心律失常时立即连续监测心率、心律、血压、呼吸变化。当突发心室纤颤时,心脏有效机械收缩骤停,血液循环中断,脑供血停止,立即出现意识丧失,全身抽搐,呼吸微弱或喘息样呼吸以致呼吸停止,心音及大动脉搏动消失,全身发绀,瞳孔散大,神经反射消失,心电图正常 QRS 波群消失,代之以不规则的连续快速极不均匀的颤动波。即使是无心电监护的条件下,患者一旦出现上述表现,首先应考虑为室颤发生,是最紧急的恶性心律失常。若发现其他快速或缓慢心律失常,患者出现血压下降、意识不清、抽搐等症状时,均应迅速做好抢救准备,建立静脉通道,备好除颤器、临时起搏器、心律失常药物及其他抢救药品,配合医师开始抢救及复苏。

心律失常发作时的心电图是确诊心律失常的重要依据,因此护士在协助医师抢救的同时,立即记录体表心电图,紧急情况下从监护导联或者连接肢体导联记图,最好记录Ⅱ或 V_1 导联的长图,对临床诊断有重要帮助。恶性心律失常具有突发性、复杂多变性、致死性等特点,护士要掌握心电图的基本知识,识别恶性心律失常的前兆心电图表现,如急性心肌梗死患者出现短阵室性心动过速或有多源、频发室性期前收缩、室性期前收缩“R-on-T”者;预激综合征伴发房颤且心室率较快者;心房扑动2∶1传导伴心功能较差、有可能突然发生1∶1下传而引发阿-斯综合征；快速房颤心室率＞180 次/分等均属危险征兆，必须立即通知医师尽快处理，避免病情进展或发生猝死。

2.紧急电复律的护理

凡血流动力学不稳定的快速性心律失常均应电复律。护士要熟练掌握电复律操作流程，反复模拟练习，强化操作过程，建立自信心，遇到紧急情况要沉着、冷静、准确做出判断，通知值班医师。保证在紧急情况下协助或准确无误地使用除颤器，提高心源性猝死等突发事件的抢救成功率。

(1)除颤器准备：连接电源或使用直流电，开机，电极板涂导电膏，选择非同步或同步，选择能量，充电。非同步电复律仅适用于心室颤动或扑动，后者是电复律的紧急指标，能量 360 J。同步电复律适用于房颤、心房扑动、室上性及室性心动过速等的复律。复律电量：房颤 150～250 J，心房扑动(房扑)、室性心动过速 100～150 J；室上性心动过速 50～100 J。

(2)患者准备：使要实施紧急电复律的患者仰卧于木板床上，暴露前胸，解开衣领，心室颤动者立即电击复律。对清醒患者实施紧急电复律时，建立静脉通道，按医嘱给予镇静药或诱导麻醉药如咪达唑仑、地西泮、氯胺酮等，记录心电图和各项生命体征的数据，解释到位。备抢救车，吸氧、吸痰装置，气管插管装置。

(3)电复律后护理：立即记录全导联心电图，记录神志、心率、心律、血压、呼吸、瞳孔、皮肤及肢体活动情况，注意有无局部皮肤灼伤，可对症处理。连续监护和卧床休息至少 24 小时。神志不清时头转向一侧，防止呕吐物误吸。清醒后 2 小时内禁食。遵医嘱给予抗心律失常药物，以维持窦性心律。

(4)维护除颤器：用后检查，保证机器各部件完好，保持预充电状态，接线板连线要充足，确保不受地点限制。每天检查并交接班。做好使用、检查、送修情况登记，定位放置。

3.刺激迷走神经终止心动过速的护理配合

确诊为阵发性室上性心动过速时，可首先采用刺激迷走神经的方法终止发作。在进行颈动脉窦按摩、按压眼球时，为避免发生低血压、心脏停搏等意外，护士先将患者置平卧位并心电图监测，开通静脉通道，做好抢救准备。

4.抗心律失常药物护理

护士要熟悉常用抗心律失常药物的分类、作用、不良反应、用量、用法，用药过程中要密切观察心律、心率、血压的变化，严格掌握配药浓度和注药速度，避免操作不当导致的不良反应。抗心律失常药物有致心律失常作用，即服用治疗量或亚治疗量抗心律失常药物后引起用药前没有的新的心律失常或使原有的心律失常恶化，因此在用药后应注意观察疗效和不良反应。

Vaughn Williams 分类法将抗心律失常药物分四大类。Ⅰ类是细胞钠通道阻滞剂，抑制心房、心室及浦肯野纤维快反应组织的传导速度。可再分为Ⅰa、Ⅰb和Ⅰc 3 个亚类，分别以奎尼丁、利多卡因和普罗帕酮为代表性药物；Ⅱ类为肾上腺素能β受体阻滞剂；Ⅲ类延长心脏复极过程，延长动作电位时程和不应期，胺碘酮为代表性药物；Ⅳ类为钙通道阻滞剂，以维拉帕米、地尔硫䓬为代表性药物。

Ⅰ类药物增加病死率主要由于其致心律失常作用，如 Q-T 间期≥0.55 秒，QRS 间期≥原有的 150%，是停药指征。对有器质性心脏病者应用时，要特别慎重，尽量采用短期少量用药，并进行严密心电监护，注意观察有无 Q-T 间期延长、新出现心律失常尤其是室性期前收缩及室内传导阻滞，注意防止和纠正低钾血症，及时处理心肌缺血，控制合并的严重高血压等，避免发生严重不良反应；Ⅲ类抗心律失常药胺碘酮每分子含 2 个碘原子，胺碘酮脱碘后每天释放 6 mg 游离碘进入血循环，比日常摄入量高 20～40 倍，容易造成甲状腺功能损害，胺碘酮导致的心动过缓也很常见；Ⅲ类药物索他洛尔、多非利特和伊布利特会引起尖端扭转性室性心动过速，当患者有低钾血症、心动过缓或肾功能异常时，护士要加倍注意观察其心电图和症状的变化。

5.临时起搏器的护理

临时性心脏起搏可通过经静脉、经食道、经胸壁等途径来实现。经静脉临时心脏起搏是目前最常用的方法，用于紧急抢救心脏停搏和严重心动过缓患者。

(1)临时起搏的途径：通常采用经皮穿刺股静脉、颈内静脉、锁骨下静脉路径，在 X 线透视(紧急或不具备条件时用心电图引导)的引导下将起搏电极送入起搏心腔(右心室心尖)，最后连接电极导线近端与起搏器，起搏心内膜。临床上采用股静脉途径最多，此时下肢活动略受限制，但电极不易发生移位。

(2)临时起搏适用的临床情况：各种原因引起的心脏停搏导致的阿-斯综合征；急性心肌梗死合并房室传导阻滞或严重的缓慢心律失常药物治疗无效时；某些室性心动过速的转复；预防性临时起搏等。

(3)安置临时性起搏器的护理：具体如下。

1)术前护理。①物品准备：静脉置管穿刺包(内有必需的无菌扩张管、外套管、导引钢丝等)；起搏电极(5F～7F 的双极电极)。提前做好电路导通、阻抗测试及消毒工作。体外携带式临时起搏器，注意电源更新。准备急救药物及设备。②患者准备。a.术前指导：给清醒患者讲解手术过程、术后注意事项，消除紧张、恐惧、焦虑等不良情绪，使患者配合治疗。b.备皮：根据穿刺部位备皮。如行经胸壁起搏，电极放置前要清洁并擦干皮肤，如有胸毛应用剪除，不必剃刮，保证电极与皮肤的良好接触。③检查确认是否签署手术知情同意书。

2)术后护理：①护士要明确临时起搏设定的频率，该起搏方式应有的心电图表现，并记录12导联心电图。持续监护心电变化，观察心率、心律、起搏信号，及时发现并报告医师处理与起搏相关的或其他的心律失常。②随时观察脉冲发生器与电极导线的连接是否可靠，定时遵医嘱测定起搏参数并调整，以免发生起搏及感知障碍。③固定好体外的起搏电极，防止意外脱落或移位。固定电极时避免任何张力。锁骨下静脉入路，用托板保持上肢伸直，股静脉入路不能下床步行。鼓励患者卧床24～48小时，平卧或左侧卧位。起搏器电极与皮肤之间予以衬垫，预防皮肤破损。④体外起搏器固定在患者身体上或者床上，外用硅胶套包裹，起到绝缘作用。各种操作前事先将其安置好，以免参数被意外碰触而改变。⑤定时观察穿刺部位有无红、肿、压痛、分泌物。穿刺部位每天消毒，更换覆盖的无菌敷料，保持局部干燥，预防感染。每天4次测量体温，如有体温升高立即通知医师。⑥确保用电安全，所有使用的电器要接地良好，避免电干扰。保证患者床单位干燥。

3)停用临时性起搏器：由股静脉插入的导管一般不宜超过2周，防止引起静脉血栓。拔除后轻压伤口10～15分钟，预防出血。放置永久性的起搏电极后，临时电极不宜立即拔除，观察病情稳定后再去除，以免急需时使用。

6.永久起搏器的护理

永久人工心脏起搏器植入术是将人工心脏起搏器脉冲发生器永久埋藏在患者皮下组织内，发放脉冲电流刺激心脏，使之兴奋和收缩，以代替心脏起搏点，控制心脏按脉冲电流的频率有效地搏动。永久人工心脏起搏器由脉冲发生器、电极及导线、电源3部分组成。

永久人工心脏起搏器植入术常用于各种原因引起的心脏起搏或传导功能障碍，如病态窦房结综合征、窦性心动过缓、高度或完全性房室传导阻滞等缓慢性心律失常。近年来也用于肥厚性心肌病、慢性难治性心力衰竭等的治疗。

(1)永久人工心脏起搏器植入术的术前护理。

1)术前教育：①向患者及家属介绍起搏器植入术的目的、治疗价值和安全性，术中需要配合的地方、可能出现的不适及术后注意事项。②向患者简要介绍导管室的环境、麻醉方法、手术过程、手术医师等，并告诉患者在清醒状态下接受手术。安排导管室护士术前访视，增强与患者沟通，消除其紧张情绪。③指导患者适应床上用餐、排便，训练床上排便。④患者因担心手术意外、起搏器失灵、术中的危险性等产生焦虑心情，护士配合医师主动与患者交流沟通，给予精神上的安慰。向患者介绍手术的重要性和技术的成熟性，鼓励患者配合手术。

2)术前准备：①遵医嘱留取术前常规检查标本，查血、尿、粪常规及出凝血时间、肝功能、肾功能、乙肝5项等，协助患者外出做超声心动图、心电图、胸片等检查。②遵医嘱停用口服阿司匹林、华法林5～7天。③皮肤清洁准备，预防切口感染。部位包括左侧颈部、左肩、左胸部、左上臂、手术部位20 cm范围、会阴部、左大腿内侧。④做好抗生素药物过敏试验并做好记录。⑤术前4～6小时禁食、禁水，避免术中呕吐。停用低分子肝素等抗凝剂。⑥术前用镇静剂，使情绪安定。⑦患者去导管室后更换消毒被服，紫外线消毒床单位和病室空气消毒。

(2)永久人工心脏起搏器植入术的术中护理配合。①导管室要提前消毒，患者进入前设定好适宜的室温。②备齐各种急救药品。检查除颤器、临时起搏器的状态及性能，使之处于备用状态。校准生理记录仪。备齐术后监护仪等设备。③亲切迎接患者，减轻其紧张感，脱去多余衣物。术前即刻描记全导联心电图以备案。建立静脉通道。连接监护。④植入起搏器过程中，护士巡视监护，时刻注意患者的生命体征，密切心电、血压监护，记录患者的心率、心律。电极到达心室时刺激室壁可引起室性期前收缩、室性心动过速甚至室颤，此时要加强监护，一旦出现意外及时处理。⑤配合临时性起搏器的连接、遵医嘱设置参数和启用。⑥配合永久起搏器参数的测定。

(3)永久人工心脏起搏器植入术后护理：①保持水平体位安置患者至床上，连续心电监护，监测心率变化，注意起搏器的感知功能是否正常，有无异常心律。记录全导心电图，术后3天内每6小时描记1次心电图，观察起搏心电图波形有无改变、脉冲信号、脉冲信号与QRS波群的关系，如果只有脉冲信号而其后无宽大畸形的左束支传导阻滞型的波形，提示阈值升高、电极移位或阻抗增加，应即刻报告医师，及时处理。观察体温变化，每2小时测量体温1次，一旦有发热立即报告医师。②注意用于患者的各种电子医疗仪器接地良好。③局部伤口处沙袋压迫4～6小时。每天观察伤口有无红、肿、热、痛、分泌物等发炎征象，按无菌原则更换敷料。④起搏器安置后早期电极导管移位90%发生于术后1周内，发生的原因之一与患者起床活动过早有关。因此，患者术后体位护理非常重要。患者术后48小时内取平卧或略向左侧卧位，其间患侧肩肘关节制动，最好用绷带固定，卧床期间腕关节以下包括手指可以活动，健侧肢体和双下肢活动、颈项活动不受限制，卧床期间护士协助生活护理，协助患者每2小时深呼吸、咳嗽

1次。48小时后可抬高头部或半卧位，72小时后逐渐下床活动。术后第一次下床要有护士协助，动作宜缓慢，防止摔倒，下床活动幅度不宜过大。⑤术后1周协助医师检测起搏器的感知功能和起搏等各项参数，如电流、电阻、能量、阈值等。

(4)永久人工心脏起搏器植入术后健康指导：由于起搏器是植入体内的电子设备，可能受外界的干扰发生故障，危及患者生命，护士必须做好起搏器的相关指导。①告知患者术后可进行一般性运动，但应避免造成胸部冲击和剧烈的甩手、外展等动作的运动，如打网球、举重、从高处往下跳，以免电极导线发生移位、断裂。②避免接近高压电区及强磁场如大功率发电机、变电站、电台发射器、理疗用的微波治疗仪、电刀、电钻、磁共振检查等。但家庭用电一般不影响起搏器工作，告诉患者电视机、收音机、洗衣机、微波炉、电饭煲、电冰箱、吸尘器、电动剃须刀等电器可照常使用。手提电话使用时要距离起搏器15 cm以外(用植入起搏器的对侧肢体)。嘱患者一旦接触某种环境或电器后出现胸闷、头晕等不适应立即离开现场或不再使用该电器。③告知患者及家属植入起搏器的设定频率，学会自测脉搏，指导患者每天早晚各测脉搏1次，并注意与起搏器设定频率是否一致。若脉搏比原起搏心率少并且感觉胸闷、心悸、头晕、乏力、黑矇等应立即来医院就诊；如果脉搏与设置起搏心率一致，但患者出现心悸、头晕、易疲劳、活动耐力下降、血管搏动等不适，要警惕起搏器综合征，也应就诊。④外出时要携带起搏器识别卡，注明姓名、住址、联系人电话、起搏器型号、生产商、植入日期、植入医院地址、医师姓名和电话、起搏器设定频率、工作方式等，以便发生起搏器失灵等突发事件时，及时联络处理。另外，就医或通过机场安全门时，将识别卡展示给医师或检查人员，便于进行医源性的预防措施或解除金属警报以通过检查。⑤保持局部清洁、干燥，局部体表隆起处需用棉垫保护皮肤。衣着应宽大，患侧不宜过紧，以免皮损引起感染。嘱患者如发现伤口有渗液、红肿、起搏器外突等异常情况应立即就医。⑥强调术后定期复查的重要性，与医师共同制定复查时间表。出院后1、3、6个月各随访1次，测试起搏功能，以后每半年随访1次。告知患者及家属起搏器使用年限，接近有效期时出现脉搏减少是电池耗竭的预兆，应随时来院检测、更换起搏器。

7.射频导管消融术的护理

射频导管消融术(radiofrequency catheter ablation，RFCA)是目前临床治疗快速性心律失常的最有效的方法。RFCA是通过放入心脏的射频导管头端的电极，释放射频电能，在导管头端与局部心肌之间，这种低电压高频电能转化为热能，使靶点组织温度升高，细胞水分蒸发、产生局部凝固坏死，从而消除病灶，根治快速心律失常。具有疗效好、创伤小、复发率低的特点。

(1)RFCA 的适应证：适用于各种机制的室上性心动过速；房性心动过速；特发性室性心动过速；持续性心房颤动；预激综合征合并阵发性心房颤动和快速心室率；发作频繁、心室率不易控制的典型房扑；发作频繁、心室率不易控制的非典型房扑等。

(2)RFCA 的基本方法：首先进行心内电生理检查，明确诊断和确定合适的消融靶点，选用大头导管引入射频电流。消融左侧房室旁路时，大头导管经股动脉逆行置入；消融右侧房室旁路或改良房室结时，大头导管经股静脉置入，到达靶点并放电消融。

(3)术前护理：具体如下。

1)协助完善术前检查：安排尽快完成血、尿、便常规和常规生化(血糖、肝功能、肾功能，必要时查心肌酶谱等)，凝血功能 4 项、肝炎病毒标志物、抗 HIV、梅毒等化验及胸片、12 导联心电图、心脏超声等检查，必要时做动态心电图、运动负荷心电图等检查。给患者讲解术前检查的意义，取得配合。

2)术前患者准备：①术前指导护士简单介绍手术过程及术中可能的不适、需患者配合的事项。告知患者手术医师、麻醉方式。安排导管室护士术前访视患者。条件许可安排患者参观导管室环境。通过术前指导降低患者紧张和恐惧感。术前 1～2 天练习床上排便。②遵医嘱停用所有抗心律失常药物至少 5 个半衰期。术前晚睡前口服地西泮 5 mg，术前 30 分钟肌内注射地西泮10 mg。③术前 1 天沐浴，双侧腹股沟、会阴部、前上胸部、双侧颈部、腋窝备皮。检查双侧足背动脉搏动情况并记录。④术前禁食、禁水 6 小时，术前 30 分钟排空大小便。⑤确认手术协议书签字手续完善(患者及家属共同签字)后，更换消毒病员服，备好病历、沙袋、平车，护送患者入导管室。

3)环境准备：患者去导管室后，紫外线消毒床单位和病室空气消毒。准备好心电监护仪。

(4)术中护理配合：具体如下。

1)亲切迎接患者，帮助摆好体位。测血压、心率、心律和呼吸频率等，记录一份 12 导联心电图，录入患者基本资料，连接电生理仪，保证接地良好。准确安放背部电极板。

2)导管室物品准备。备好消融导管、各种电极导管、急救药物、肝素、生理盐水，多导电生理仪、射频仪、除颤器、心电图机、血压计及负压吸引器等。确保物品齐备、抢救物品处于备用状态。

3)术中观察:①手术开始后经常询问患者有无不适,安抚患者。密切观察生命体征、一般情况、体表及心内电图。多巡视,鼓励患者说出不适,解答患者疑虑,发现异常及时提醒医师处理。②密切注意医师操作进程和意图,主动进行配合,及时发现病情变化或设备异常。在射频消融放电时,应特别密切监护生命体征,观察患者反应,并告知患者此时心前区可能有烧灼感或者刺痛,如果疼痛难忍要及时通知医护人员。③详细记录放电次数、时间、功率、电流、阻抗值、温度等参数,防止房室传导阻滞发生。如阻抗迅速升高,说明局部组织烧焦、碳化,应立即通知医师停止放电。密切观察X线影像有无心影扩大、心脏搏动显著减弱、肺脏有无压缩或胸腔液平等,及时发现心包填塞并发症。出现严重心律失常协助抢救。④对于手术时间较长的患者,要注意是否因出汗而脱水,注意补液速度。对于全身麻醉的患者,要注意保障呼吸道通畅,密切观察呼吸情况和血氧饱和度的变化。

4)手术结束后再次记录1份12导联心电图。帮助医师局部包扎固定,检查静脉通路并妥善固定。将患者移动到运送床或担架上,护送其回病房。

(5)术后护理。①患者回病室后持续心电监护24～48小时,密切观察患者神志、血压、心律、心率、呼吸等变化。少数患者偶有发作心动过速的感觉,心电图显示窦性心动过速,心率可达100次/分左右,在很短时间内可以恢复正常,无须处理。②观察穿刺部位有无出血、穿刺侧肢体温度及颜色、足背动脉搏动情况,并记录。穿刺动脉时沙袋加压6小时,穿刺静脉者沙袋加压4小时,术后绝对卧床12小时,术后72小时内避免剧烈活动,防止穿刺部位出血。穿刺侧肢体给予被动按摩,防止动脉血栓及下肢静脉血栓形成。帮助患者取舒适卧位。③密切观察患者有无胸痛、胸闷及呼吸困难,及时发现心包填塞、房室传道阻滞等并发症。有异常症状和心电变化及时报告医师检查和处理。④遵医嘱常规应用抗生素3～4天。

第四章

呼吸内科护理

第一节 重症肺炎

肺炎是指终末气道、肺泡和肺间质的炎症，可由病原微生物、理化因素、免疫损伤、过敏及药物所致。细菌性肺炎是最常见的肺炎，也是最常见的感染性疾病之一。

目前肺炎按患病环境分成社区获得性肺炎（community-acquired pneumonia，CAP）和医院获得性肺炎（hospital-acquired pneumonia，HAP），CAP 是指在医院外罹患的感染性肺实质炎症，包括具有明确潜伏期的病原体感染而在入院后平均潜伏期内发病的肺炎。HAP 亦称医院内肺炎（nosocomial pneumonia，NP），是指患者入院时不存在，也不处于潜伏期，而于入院 48 小时后在医院（包括老年护理院、康复院等）内发生的肺炎。HAP 还包括呼吸机相关性肺炎（ventilator associated pneumonia，VAP）和卫生保健相关性肺炎（healthcare associated pneumonia，HCAP）。CAP 和 HAP 年发病率分别约为12/1 000 人口和 5/1 000～10/1 000住院患者，近年发病率有增加的趋势。肺炎病死率在门诊肺炎患者中为 1%～5%，住院患者平均为 12%，入住重症监护病房（ICU）者约 40%。发病率和病死率高的原因与社会人口老龄化、吸烟、伴有基础疾病和免疫功能低下有关，如慢性阻塞性肺疾病（COPD）、心力衰竭、肿瘤、糖尿病、尿毒症、神经疾病、药瘾、嗜酒、艾滋病、久病体衰、大型手术、应用免疫抑制剂和器官移植等。此外，亦与病原体变迁、耐药菌增加、HAP 发病率增加、病原学诊断困难、不合理使用抗生素和部分人群贫困化加剧等有关。

重症肺炎至今仍无普遍认同的定义，需入住 ICU 者可认为是重症肺炎。目前一般认为，如果肺炎患者的病情严重到需要通气支持（急性呼吸衰竭、严重气体交换障碍伴高碳酸血症或持续低氧血症）、循环支持（血流动力学障碍、外周低灌注）及加强监护治疗（肺炎引起的脓毒症或基础疾病所致的其他器官功能障碍）时可称为重症肺炎。

一、病因和发病机制

正常的呼吸道免疫防御机制（支气管内黏液-纤毛运载系统、肺泡巨噬细胞等细胞防御的完整性等）使气管隆凸以下的呼吸道保持无菌。是否发生肺炎决定于两个因素：病原体和宿主因素。如果病原体数量多，毒力强和/或宿主呼吸道局部和全身免疫防御系统损害，即可发生肺炎。病原体可通过下列途径引起社区获得性肺炎：①空气吸入；②血行播散；③邻近感染部位蔓延；④上呼吸道定植菌的误吸。医院获得性肺炎还可通过误吸胃肠道的定植菌（胃食管反流）和通过人工气道吸入环境中的致病菌引起。病原体直接抵达下呼吸道后，滋生繁殖，引起肺泡毛细血管充血、水肿，肺泡内纤维蛋白渗出及细胞浸润。

二、诊断

（一）临床表现特点

1.CAP

（1）新近出现的咳嗽、咳痰或原有呼吸道疾病症状加重，并出现脓性痰，伴或不伴胸痛。

（2）发热。

（3）肺实变体征和/或闻及湿性啰音。

（4）白细胞计数$>10\times10^9$/L 或$<4\times10^9$/L，伴或不伴细胞核左移。

（5）胸部 X 线检查显示片状、斑片状浸润性阴影或间质性改变，伴或不伴胸腔积液。

以上 1～4 项中任何 1 项加第 5 项，除外非感染性疾病可做出诊断。CAP 常见病原体为肺炎链球菌、支原体、衣原体、流感嗜血杆菌和呼吸病毒（甲、乙型流感病毒、腺病毒、呼吸道合胞病毒和副流感病毒）等。

2.HAP

住院患者 X 线检查出现新的或进展的肺部浸润影加上下列 3 个临床症候中的 2 个或以上可以诊断为肺炎：①发热超过 38 ℃；②血白细胞增多或减少；③脓性气道分泌物。

HAP 的临床表现、实验室和影像学检查特异性低，应注意与肺不张、心力衰竭和肺水肿、基础疾病肺侵犯、药物性肺损伤、肺栓塞和急性呼吸窘迫综合征等相鉴别。无感染高危因素患者的常见病原体依次为肺炎链球菌、流感嗜血杆菌、金黄色葡萄球菌、大肠埃希菌、肺炎克雷伯菌等;有感染高危因素患者为金黄色葡萄球菌、铜绿假单胞菌、肠杆菌属、肺炎克雷伯菌等。

(二)重症肺炎的诊断标准

不同国家制定的重症肺炎的诊断标准有所不同,各有优缺点,但一般均注重对客观生命体征、肺部病变范围、器官灌注和氧合状态的评估,临床医师可根据具体情况选用。以下列出目前常用的几项诊断标准。

1.中华医学会呼吸病学分会2006年颁布的重症肺炎诊断标准

(1)意识障碍。

(2)呼吸频率≥30次/分。

(3) PaO_2 <8.0 kPa(60 mmHg)、氧合指数(PaO_2/FiO_2)<39.9 kPa(300 mmHg),需行机械通气治疗。

(4)动脉收缩压<12.0 kPa(90 mmHg)。

(5)并发脓毒性休克。

(6)X线胸片显示双侧或多肺叶受累,或入院48小时内病变扩大≥50%。

(7)少尿:尿量<20 mL/h,或<80 mL/4小时,或急性肾衰竭需要透析治疗。

符合1项或以上者可诊断为重症肺炎。

2.美国感染病学会(IDSA)和美国胸科学会(ATS)2007年新修订的诊断标准

具有1项主要标准或3项或以上次要标准可认为是重症肺炎,需要入住ICU。

(1)主要标准:①需要有创通气治疗。②脓毒性休克需要血管收缩剂。

(2)次要标准:①呼吸频率≥30次/分。② PaO_2/FiO_2 ≤250。③多叶肺浸润。④意识障碍/定向障碍。⑤尿毒症(BUN≥7.14 mmol/L)。⑥白细胞减少(白细胞< 4×10^9/L)。⑦血小板减少(血小板<10万/μL)。⑧低体温(<36 ℃)。⑨低血压需要紧急的液体复苏。

说明:①其他指标也可认为是次要标准,包括低血糖(非糖尿病患者)、急性酒精中毒/酒精戒断、低钠血症、不能解释的代谢性酸中毒或乳酸升高、肝硬化或无脾。②需要无创通气也可等同于次要标准的①和②。③白细胞减少仅为感染引起。

3.英国胸科学会(BTS)2001年制定的CURB(confusion,urea,respiratory rate and blood pressure)标准

(1)标准一:存在以下4项核心标准的2项或以上即可诊断为重症肺炎:①新出现的意识障碍。②尿素氮(BUN)＞7 mmol/L。③呼吸频率≥30次/分。④收缩压＜12.0 kPa(90 mmHg)或舒张压≤8.0 kPa(60 mmHg)。

CURB标准比较简单、实用,应用起来较为方便。

(2)标准二具体如下。

存在以上4项核心标准中的1项且存在以下2项附加标准时须考虑有重症倾向。附加标准包括:①PaO_2＜8.0 kPa(60 mmHg)/SaO_2＜92%(任何FiO_2)。②胸片提示双侧或多叶肺炎。

不存在核心标准但存在2项附加标准并同时存在以下2项基础情况时也须考虑有重症倾向。基础情况包括:①年龄≥50岁。②存在慢性基础疾病。

如存在标准二中两种有重症倾向的情况时需结合临床进行进一步评判。在第一种情况下需至少12小时后进行一次再评估。

CURB-65即改良的CURB标准,标准在符合下列5项诊断标准中的3项或以上时即考虑为重症肺炎,需考虑收入ICU治疗:①新出现的意识障碍。②BUN＞7 mmol/L。③呼吸频率≥30次/分。④收缩压＜12.0 kPa(90 mmHg)或舒张压≤8.0 kPa(60 mmHg)。⑤年龄≥65岁。

(三)严重度评价

评价肺炎病情的严重程度对于决定在门诊或入院治疗甚或ICU治疗至关重要。肺炎临床的严重性取决于3个主要因素:局部炎症程度,肺部炎症的播散和全身炎症反应。除此之外,患者如有下列其他危险因素会增加肺炎的严重度和死亡危险。

1.病史

年龄＞65岁;存在基础疾病或相关因素,如COPD、糖尿病、充血性心力衰竭、慢性肾功能不全、慢性肝病、一年内住过院、疑有误吸、神志异常、脾切除术后状态、长期嗜酒或营养不良。

2.体征

呼吸频率＞30次/分;脉搏≥120次/分;血压＜12.0/8.0 kPa(90/60 mmHg);体温≥40 ℃或≤35 ℃;意识障碍;存在肺外感染病灶如败血症、脑膜炎。

3.实验室和影像学异常

白细胞计数＞20×10^9/L或＜4×10^9/L，或中性粒细胞计数＜1×10^9/L；呼吸空气时 PaO_2＜8.0 kPa(60 mmHg)、PaO_2/FiO_2＜40.0 kPa(300 mmHg)，或 $PaCO_2$＞6.7 kPa(50 mmHg)；血肌酐＞10^6 μmol/L或BUN＞7.1 mmol/L；血红蛋白＜90 g/L或血细胞比容＜30%；血浆清蛋白＜25 g/L；败血症或弥漫性血管内凝血(DIC)的证据，如血培养阳性、代谢性酸中毒、凝血酶原时间和部分凝血活酶时间延长、血小板减少；X线胸片病变累及一个肺叶以上、出现空洞、病灶迅速扩散或出现胸腔积液。

为使临床医师更精确地做出入院或门诊治疗的决策，近几年用评分方法作为定量的方法在临床上得到了广泛的应用。PORT(肺炎患者预后研究小组，pneumonia outcomes research team)评分系统(表4-1)是目前常用的评价CAP严重度以及判断是否必须住院的评价方法，其也可用于预测CAP患者的病死率。其预测死亡风险分级如下：1～2级：≤70分，病死率0.1%～0.6%；3级：71～90分，病死率0.9%；4级：91～130分，病死率9.3%；5级：＞130分，病死率27.0%。PORT评分系统因可以避免过度评价肺炎的严重度而被推荐使用，即其可保证一些没必要住院的患者在院外治疗。

表4-1 PORT评分系统

患者特征	分值	患者特征	分值	患者特征	分值
年龄		脑血管疾病	10	实验室和放射学检查	
男性	−10	肾脏疾病	10	pH＜7.35	30
女性	+10	体格检查		BUN＞11 mmol/L	20
住护理院		神志改变	20	Na^+＜130 mmol/L	20
并存疾病		呼吸频率＞30次/分	20	葡萄糖＞14 mmol/L	10
肿瘤性疾病	30	收缩血压＜12.0 kPa (90 mmHg)	20	血细胞比容＜30%	10
肝脏疾病	20	体温＜35 ℃或＞40 ℃	15	PaO_2＜8.0 kPa (60 mmHg)	10
充血性心力衰竭	10	脉率＞12次/分	10	胸腔积液	10

临床肺部感染积分(clinical pulmonary infection score，CPIS)(表4-2)则主要用于HAP包括VAP的诊断和严重度判断，也可用于监测治疗效果。此积分从0～12分，6分时一般认为有肺炎。

表 4-2　临床肺部感染积分评分

参数	标准	分值
体温	≥36.5 ℃，≤38.4 ℃	0
	38.5～38.9 ℃	1
	≥39 ℃，或≤36 ℃	2
白细胞计数（$\times 10^9$）	≥4.0，≤11.0	0
	<4.0，>11.0	1
	杆状核白细胞	2
气管分泌物	<14＋吸引	0
	≥14＋吸引	1
	脓性分泌物	2
氧合指数（PaO_2/FiO_2）	>240 或急性呼吸窘迫综合征	0
	≤240	2
胸部 X 线	无渗出	0
	弥漫性渗出	1
	局部渗出	2
半定量气管吸出物培养（0，1＋，2＋，3＋）	病原菌≤1＋或无生长	0
	病原菌≥1＋	1
	革兰染色发现与培养相同的病原菌	2

为避免评价 CAP 患者的严重度不足，可使用改良的 BTS 重症肺炎标准：呼吸频率≥30 次/分，舒张压≤8.0 kPa（60 mmHg），BUN>6.8 mmol/L，意识障碍。四个因素中存在两个可确定患者的死亡风险更高。此标准因简单易用，且能较准确地确定 CAP 的预后而被广泛应用。

三、治疗

（一）临床监测

1.体征监测

监测重症肺炎的体征是一项简单、易行和有效的方法，患者往往有呼吸频率和心率加快、发绀、肺部病变部位湿啰音等。目前多数指南都把呼吸频率加快（≥30 次/分）作为重症肺炎诊断的主要或次要标准。意识状态也是监测的重点，神志模糊、意识不清或昏迷提示重症肺炎可能性。

2.氧合状态和代谢监测

PaO_2、PaO_2/FiO_2、pH、混合静脉血氧分压(PvO_2)、胃张力测定、血乳酸测定等都可对患者的氧合状态进行评估。单次的动脉血气分析一般仅反映患者瞬间的氧合情况;重症患者或有病情明显变化者应进行系列血气分析或持续动脉血气监测。

3.胸部影像学监测

重症肺炎患者应进行系列X线胸片监测,主要目的是及时了解患者的肺部病变是进展还是好转,是否合并有胸腔积液、气胸,是否发展为肺脓肿、急性呼吸窘迫综合征(acute respiratory distress syndrome,ARDS)等。检查的频度应根据患者的病情而定,如要了解病变短期内是否增大,一般每48小时进行一次检查评价;如患者临床情况突然恶化(呼吸窘迫、严重低氧血症等),在不能除外合并气胸或进展至ARDS时,应短期内复查;而当患者病情明显好转及稳定时,一般可于10～14天后复查。

4.血流动力学监测

重症肺炎患者常伴有脓毒症,可引起血流动力学的改变,故应密切监测患者的血压和尿量。这2项指标比较简单、易行,且非常可靠,应作为常规监测的指标。中心静脉压的监测可用于指导临床补液量和补液速度。部分重症肺炎患者可并发中毒性心肌炎或ARDS,如临床上难于区分时应考虑行漂浮导管检查。

5.器官功能监测

器官功能监测包括脑功能、心功能、肾功能、胃肠功能、血液系统功能等,进行相应的血液生化和功能检查。一旦发现异常,要积极处理,注意防止多器官功能障碍综合征(multiple organ dysfunction syndrome,MODS)的发生。

6.血液监测

血液监测包括外周血白细胞计数、C-反应蛋白、降钙素原、血培养等。

(二)抗生素治疗

经验性联合应用抗生素治疗重症肺炎的理论依据是:联合应用能够覆盖可能的微生物并预防耐药的发生。对于铜绿假单胞菌肺炎,联用β-内酰胺类和氨基糖苷类具有潜在的协同作用,优于单药治疗;然而氨基糖苷类抗生素的抗菌谱窄,毒性大,特别是对于老年患者,其肾损害的发生率比较高。临床应用氨基糖苷类时要注意其为浓度依赖性抗生素,一般要用足够剂量、提高峰药浓度以提高疗效，同时也应避免与毒性相关的谷浓度的升高。在监测药物的峰浓度时，庆大霉素和妥布霉素>7 μg/mL，或阿米卡星>28 μg/mL的效果较好。氨基糖苷类的另一个不足是对支气管分泌物的渗透性较差，仅能达到血药浓度的40%。此外，肺炎患者的支气管分泌物pH较低，在这种环境下许多抗生素活性都降低。因此，有时联合应用氨基糖苷类抗生素并不能增加疗效，反而增加了肾毒性。

目前对于重症肺炎，抗生素的单药治疗也已得到临床医师的重视。新的头孢菌素、碳青霉烯类、其他β-内酰胺类和氟喹诺酮类抗生素由于抗菌效力强、广谱，并且耐细菌β-内酰胺酶，故可用于单药治疗。即使对于重症HAP，只要不是耐多药的病原体，如铜绿假单胞菌、不动杆菌和耐甲氧西林金黄色葡萄球菌(MRSA)等，仍可考虑抗生素的单药治疗。对重症VAP有效的抗生素一般包括亚胺培南、美罗培南、头孢吡肟和哌拉西林/他唑巴坦。对于重症肺炎患者来说，临床上的初始治疗常联用多种抗生素，在获得细菌培养结果后，如果没有高度耐药的病原体就可以考虑转为针对性的单药治疗。

临床上一般认为不适合单药治疗的情况包括：①可能感染革兰阳性、革兰阴性菌和非典型病原体的重症CAP。②怀疑铜绿假单胞菌或肺炎克雷伯菌的菌血症。③可能是金黄色葡萄球菌和铜绿假单胞菌感染的HAP。第三代头孢菌素不应用于单药治疗，因其在治疗中易诱导肠杆菌属细菌产生β-内酰胺酶而导致耐药发生。

对于重症VAP患者，如果为高度耐药病原体所致的感染则联合治疗是必要的。目前有3种联合用药方案。①β-内酰胺类联合氨基糖苷类：在抗铜绿假单胞菌上有协同作用，但也应注意前面提到的氨基糖苷类的毒性作用。②2个β-内酰胺类联合使用：因这种用法会诱导出对两种药同时耐药的细菌，故虽然有过成功治疗的报道，仍不推荐使用。③β-内酰胺类联合氟喹诺酮类：虽然没有抗菌协同作用，但也没有潜在的拮抗作用；氟喹诺酮类对呼吸道分泌物穿透性很好，对其疗效有潜在的正面影响。

对于铜绿假单胞菌所致的重症肺炎，联合治疗往往是必要的。抗假单胞菌的β-内酰胺类抗生素包括青霉素类的哌拉西林、阿洛西林、氨苄西林、替卡西林、阿莫西林；第三代头孢菌素类的头孢他啶、头孢哌酮；第四代头孢菌素类的头孢吡肟；碳青霉烯类的亚胺培南、美罗培南；单酰胺类的氨曲南(可用于青霉素类过敏的患者)；β-内酰胺类/β-内酰胺酶抑制剂复合剂的替卡西林/克拉维酸钾、哌拉西林/他唑巴坦。其他的抗假单胞菌抗生素还有氟喹诺酮类和氨基糖苷类。

1.重症 CAP 的抗生素治疗

重症 CAP 患者的初始治疗应针对肺炎链球菌(包括耐药肺炎链球菌)、流感嗜血杆菌、军团菌和其他非典型病原体,在某些有危险因素的患者还有可能为肠道革兰阴性菌属包括铜绿假单胞菌的感染。无铜绿假单胞菌感染危险因素的 CAP 患者可使用 β-内酰胺类联合大环内酯类或氟喹诺酮类(如左氧氟沙星、加替沙星、莫西沙星等)。因目前为止还没有确立单药治疗重症 CAP 的方法,所以很难确定其安全性、有效性(特别是并发脑膜炎的肺炎)或用药剂量。可用于重症 CAP 并经验性覆盖耐药肺炎链球菌的 β-内酰胺类抗生素有头孢曲松、头孢噻肟、亚胺培南、美罗培南、头孢吡肟、氨苄西林/舒巴坦或哌拉西林/他唑巴坦。目前高达 40%的肺炎链球菌对青霉素或其他抗生素耐药,其机制不是 β-内酰胺酶介导而是青霉素结合蛋白的改变。虽然不少 β-内酰胺类和氟喹诺酮类抗生素对这些病原体有效,但对耐药肺炎链球菌肺炎并发脑膜炎的患者应使用万古霉素治疗。如果患者有假单胞菌感染的危险因素(如支气管扩张、长期使用抗生素、长期使用糖皮质激素)应联合使用抗假单胞菌抗生素并应覆盖非典型病原体,如环丙沙星加抗假单胞菌 β-内酰胺类,或抗假胞菌 β-内酰胺类加氨基糖苷类加大环内酯类或氟喹诺酮类。

临床上选取任何治疗方案都应根据当地抗生素耐药的情况、流行病学和细菌培养及实验室结果进行调整。关于抗生素的治疗疗程目前也很少有资料可供参考,应考虑感染的严重程度,菌血症、多器官功能衰竭、持续性全身炎症反应和损伤等。一般来说,根据疾病的严重程度和宿主免疫抑制的状态,肺炎链球菌肺炎疗程为 7～10 天,军团菌肺炎的疗程需要 14～21 天。ICU 的大多数治疗都是通过静脉途径的,但近期的研究表明只要病情稳定、没有发热,即使在危重患者,3 天静脉给药后亦可转为口服治疗,即序贯或转换治疗。转换为口服治疗的药物可选择氟喹诺酮类,因其生物利用度高,口服治疗也可达到同静脉给药一样的血药浓度。

由于嗜肺军团菌在重症 CAP 的相对重要性,应特别注意其的治疗方案。虽然目前有很多体外有抗军团菌活性的药物,但在治疗效果上仍缺少前瞻性、随机对照研究的资料。回顾性的资料和长期临床经验支持使用红霉素 4 g/d 治疗住院的军团菌肺炎患者。在多肺叶病变、器官功能衰竭或严重免疫抑制的患者,在治疗的前 3～5 天应加用利福平。其他大环内酯类(克拉霉素和阿奇霉素)也有效。除上述之外可供选择的药物有氟喹诺酮类(环丙沙星、左氧氟沙星、加替沙星、莫西沙星)或多西环素。氟喹诺酮类在治疗军团菌肺炎的动物模型中特别有效。

2.重症HAP的抗生素治疗

HAP应根据患者的情况和最可能的病原体而采取个体化治疗。对于早发的(住院4天内起病者)重症肺炎患者而没有特殊病原体感染危险因素者,应针对“常见病原体”治疗。这些病原体包括肺炎链球菌、流感嗜血杆菌、甲氧西林敏感的金黄色葡萄球菌和非耐药的革兰阴性细菌。抗生素可选择第二代、第三代、第四代头孢菌素、β-内酰胺类/β-内酰胺酶抑制剂复合剂、氟喹诺酮类或联用克林霉素和氨曲南。

对于任何时间起病、有特殊病原体感染危险因素的轻中症肺炎患者,有感染“常见病原体”和其他病原体危险者,应评估危险因素来指导治疗。如果有近期腹部手术或明确的误吸史,应注意厌氧菌,可在主要抗生素基础上加用克林霉素或单用β-内酰胺类/β-内酰胺酶抑制剂复合剂;如果患者有昏迷或有头部创伤、肾衰竭或糖尿病史,应注意金黄色葡萄球菌感染,需针对性选择有效的抗生素;如果患者起病前使用过大剂量的糖皮质激素、或近期有抗生素使用史、或长期ICU住院史,即使患者的HAP并不严重,也应经验性治疗耐药病原体。治疗方法是联用两种抗假单胞菌抗生素,如果气管抽吸物革兰染色见阳性球菌还需加用万古霉素(或可使用利奈唑胺或奎奴普丁/达福普汀)。所有的患者,特别是气管插管的ICU患者,经验性用药必须持续到痰培养结果出来之后。如果无铜绿假单胞菌或其他耐药革兰阴性细菌感染,则可根据药敏情况使用单一药物治疗。非耐药病原体的重症HAP患者可用任何以下单一药物治疗:亚胺培南、美罗培南、哌拉西林/他唑巴坦或头孢吡肟。

ICU中HAP的治疗也应根据当地抗生素敏感情况,以及当地经验和对某些抗生素的偏爱而调整。每个ICU都有自己的微生物药敏情况,而且这种情况随时间而变化,因而有必要经常更新经验用药的策略。经验用药中另一个需要考虑的是“抗生素轮换”策略,它是指标准经验治疗过程中有意更改抗生素使细菌暴露于不同的抗生素从而减少抗生素耐药的选择性压力,达到减少耐药病原体感染发生率的目的。“抗生素轮换”策略目前仍在研究之中,还有不少问题未能明确,包括每个用药循环应该持续多久;应用什么药物进行循环;这种方法在内科和外科患者的有效性分别有多高;循环药物是否应该针对革兰阳性细菌同时也针对革兰阴性细菌等。

在某些患者中,雾化吸入这种局部治疗可用以弥补全身用药的不足。氨基糖苷类雾化吸入可能有一定的益处,但只用于革兰阴性细菌肺炎全身治疗无效者。多黏菌素雾化吸入也可用于耐药铜绿假单胞菌的感染。

对于初始经验治疗失败的患者，应该考虑其他感染性或非感染性的诊断，包括肺曲霉感染。对持续发热并有持续或进展性肺部浸润的患者可经验性使用两性霉素B。虽然传统上应使用开放肺活检来确定其最终诊断，但临床上是否活检仍应个体化。临床上还应注意其他的非感染性肺部浸润的可能性。

(三)支持治疗

支持治疗主要包括液体补充、血流动力学、通气和营养支持，起到稳定患者状态的作用，而更直接的治疗仍需要针对患者的基础病因。流行病学证据显示，营养不良影响肺炎的发病和危重患者的预后。同样，临床资料也支持肠内营养可以预防肺炎的发生，特别是对于创伤的患者。对于严重脓毒症和多器官功能衰竭的分解代谢旺盛的重症肺炎患者，在起病48小时后应开始经肠内途径进行营养支持，一般把导管插入到空肠进行喂养以避免误吸；如果使用胃内喂养，最好是维持患者半卧体位以减少误吸的风险。

(四)胸部理疗

拍背、体位引流和振动可以促进黏痰排出的效果尚未被证实。胸部理疗广泛应用的局限在于：①其有效性未被证实，特别是不能减少患者的住院时间。②费用高，需要专人使用。③有时引起 PaO_2 的下降。目前的经验是胸部理疗对于脓痰过多(>30 mL/d)或严重呼吸肌疲劳不能有效咳嗽的患者是最为有用的，如对囊性纤维化、COPD和支气管扩张的患者。

使用自动化病床的侧翻疗法，有时加以振动叩击，是一种有效地预防外科创伤及内科患者肺炎的方法，但其地位仍不确切。

(五)促进痰液排出

雾化和湿化可降低痰的黏度，因而可改善不能有效咳嗽患者的排痰，然而雾化产生的大多水蒸气都沉积在上呼吸道并引起咳嗽，一般并不影响痰的流体特性。目前很少有数据支持湿化能特异性地促进细菌清除或肺炎吸收的观点。乙酰半胱氨酸能破坏痰液的二硫键，有时也用于肺炎患者的治疗，但由于其刺激性，因而在临床应用上受到一定限制。痰中的DNA增加了痰液黏度，重组的DNA酶能裂解DNA，已证实在囊性纤维化患者中有助于改善症状和肺功能，但对肺炎患者其价值尚未被证实。支气管舒张药也能促进黏液排出和纤毛运动频率，对COPD合并肺炎的患者有效。

四、急救护理

(一)护理目标

(1)维持生命体征稳定,降低病死率。

(2)维持呼吸道通畅,促进有效咳嗽、排痰。

(3)维持正常体温,减轻高热伴随症状,增加患者舒适感。

(4)供给足够营养和液体。

(5)预防传染和继发感染。

(二)护理措施

1.病情监护

重症肺炎患者病情危重、变化快,特别是高龄及合并严重基础疾病患者,需要严密监护病情变化,包括持续监护心电、血压、呼吸、血氧饱和度,监测意识、尿量、血气分析结果、肾功能、电解质、血糖变化。任何异常变化均应及时报告医师,早期处理。同时床边备好吸引装置、吸氧装置、气管插管和气管切开等抢救用品及抢救药物等。

2.维持呼吸功能的护理

(1)密切观察患者的呼吸情况,监护呼吸频率、节律、呼吸音、血氧饱和度。出现呼吸急促、呼吸困难,口唇、指(趾)末梢发绀,低氧血症(血氧饱和度<80%),双肺呼吸音减弱,必须及时给予鼻导管或面罩有效吸氧,根据病情变化调节氧浓度和流量。面罩呼吸机加压吸氧时,注意保持密闭,对于面颊部极度消瘦的患者,在颊部与面罩之间用脱脂棉垫衬托,避免漏气影响氧疗效果和皮肤压迫。意识清楚的患者嘱其用鼻呼吸,脱面罩间歇时间不宜过长。鼓励患者多饮水,减少张口呼吸和说话。

(2)常规及无创呼吸机加压吸氧不能改善缺氧时,采取气管插管呼吸机辅助通气。机械通气需要患者较好的配合,事先向患者简明讲解呼吸机原理、保持自主呼吸与呼吸机同步的配合方法、注意事项等。指导患者使用简单的身体语言表达需要,如用动腿、眨眼、动手指表示口渴、翻身、不适等或写字表达。机械通气期间严格做好护理,每天更换呼吸管道,浸泡消毒后再用环氧乙烷灭菌;严格按无菌技术操作规程吸痰。护理操作特别是给患者翻身时,注意呼吸机管道水平面保持一定倾斜度,使其低于患者呼吸道,集水瓶应在呼吸环路的最低位,并及时检查倾倒管道内、集水瓶内冷凝水,避免其反流入气道。根据症状、血气分析、血氧饱和度调整吸入氧浓度,力求在最低氧浓度下达到最佳的氧疗效果,争取尽快撤除呼吸机。

(3)保持呼吸道通畅,及时清除呼吸道分泌物。①遵医嘱给予雾化吸入每天2次,有效湿化呼吸道。正确使用雾化吸入,雾化液用生理盐水配制,温度在35 ℃左右。使喷雾器保持竖直向上,并根据患者的姿势调整角度和位置,吸入过程护士必须在场严密观察病情,如出现呼吸困难、口周发绀,应停止吸入,立即吸痰、吸氧,不能缓解时通知医师。症状缓解后继续吸入。每次雾化后,协助患者翻身、拍背。拍背时五指并拢成空心掌,由上而下,由外向内,有节律地轻拍背部。通过振动,使小气道分泌物松动易于进入较大气道,有利于排痰及改善肺通、换气功能。每次治疗结束后,雾化器内余液应全部倾倒,重新更换灭菌蒸馏水;雾化器连接管及面罩用0.5%三氯异氰尿酸消毒液浸泡30分钟,用清水冲净后晾干备用。②指导患者定时有效咳嗽,病情允许时使患者取坐位,先深呼吸,轻咳数次将痰液集中后,用力咳出,也可促使肺膨胀。协助患者勤翻身,改变体位,每2小时拍背体疗1次。对呼吸无力、衰竭的患者,用手指压在胸骨切迹上方刺激气管,促使患者咳嗽排痰。③老年人、衰弱的患者,咳嗽反射受抑制者,呼吸防御机制受损,不能有效地将呼吸道分泌物排出时,应按需要吸痰。用一次性吸痰管,检查导管通畅后,在无负压情况下将吸痰管轻轻插入约10~15 cm,退出1~2 cm,以便游离导管尖端,然后打开负压,边旋转边退出。有黏液或分泌物处稍停。每次吸痰时间应少于15秒。吸痰时,同一根吸痰管应先吸气道内分泌物,再吸鼻腔内分泌物,不能重复进入气道。

(4)研究表明,患者俯卧位发生吸入性肺炎的概率比左侧卧位和仰卧位患者低,定时帮助患者取该体位。进食时抬高床头30°~45°,减少胃液反流误吸机会。

3.合并感染性休克的护理

发生休克时,患者取去枕平卧位,下肢抬高20°~30°,增加回心血量和脑部血流量。保持静脉通道畅通,积极补充血容量,根据心功能、皮肤弹性、血压、脉搏、尿量及中心静脉压情况调节输液速度,防止肺水肿。加强抗感染,使用血管活性药物时,用药浓度、单位时间用量,严格遵医嘱,动态观察病情,及时反馈,为治疗方案的调整提供依据。体温不升者给予棉被保暖,避免使用热水袋、电热毯等加温措施。

4.合并急性肾衰竭的护理

少尿期准确记录出入量,留置导尿管,记录每小时尿量,严密观察肾功能及电解质变化,根据医嘱严格控制补液量及补液速度。高血钾是急性肾衰竭患者常见死亡原因之一，此期避免摄入含钾高的食物；多尿期应注意补充水分，保持水、电解质平衡。尿量＜20 mL/h 或＜80 mL/24 h 的急性肾衰竭者需要血液透析治疗。

5.发热的护理

高热时帮助降低体温，减轻高热伴随症状，增加患者舒适感。每 2 小时监测体温 1 次。密切观察发热规律、特点及伴随症状，及时报告医师对症处理；寒战时注意保暖，高热给予物理降温，冷毛巾敷前额，冰袋置于腋下、腹股沟等处，或温水、酒精擦浴。物理降温效果差时，遵医嘱给予退热剂。降温期间要注意随时更换汗湿的衣被，防止受凉，鼓励患者多饮水，保证机体需要，防止肾血流灌注不足，诱发急性肾功能不全。加强口腔护理。

6.预防传染及继发感染

(1)采取呼吸道隔离措施，切断传播途径。单人单室，避免交叉感染。严格遵守各种消毒、隔离制度及无菌技术操作规程，医护人员操作前后应洗手，特别是接触呼吸道分泌物和护理气管切开、插管患者前后要彻底流水洗手，并采取戴口罩、手套等隔离手段。开窗通风保持病房空气流通，每天定时紫外线空气消毒30～60 分钟，加强病房内物品的消毒，所有医疗器械和物品特别是呼吸治疗器械定时严格消毒、灭菌。控制陪护及探视人员流动，实行无陪人管理。对特殊感染、耐药菌株感染及易感人群应严格隔离，及时通报。

(2)加强呼吸道管理。气管切开患者更换内套管前，必须充分吸引气囊周围分泌物，以免含菌的渗出液漏入呼吸道诱发肺炎。患者取半坐位以减少误吸危险。尽可能缩短人工气道留置和机械通气时间。

(3)患者分泌物、痰液存放于黄色医疗垃圾袋中焚烧处理，定期将呼吸机集水瓶内液体倒入装有0.5%三氯异氰尿酸消毒液的容器中集中消毒处理。

7.营养支持治疗的护理

营养支持是重要的辅助治疗。重症肺炎患者防御功能减退，体温升高使代谢率增加，机体需要增加免疫球蛋白、补体、内脏蛋白的合成，支持巨噬细胞、淋巴细胞活力及酶活性。提供重症肺炎患者高蛋白、高热量、富含维生素、易消化的流质或半流质饮食，尽量符合患者口味，少食多餐。有时需要鼻饲营养液，必要时胃肠外应用免疫调节剂，如免疫球蛋白、血浆、清蛋白和氨基酸等营养物质以提高抵抗力，增强抗感染效果。

8.舒适护理

为保证患者舒适，重视做好基础护理。重症肺炎急性期患者要卧床休息，安排好治疗、护理时间，尽量减少打扰，保证休息。帮助患者维持舒服的治疗体位。保持病室清洁、安静，空气新鲜。室温保持在22～24 ℃，使用空气湿化器保持空气相对湿度为 60%～70%。保持床铺干燥、平整。保持口腔清洁。

9.采集痰标本的护理干预

痰标本是最常用的下呼吸道病原学标本，其检验结果是选择抗生素治疗的确切依据，正确采集痰标本非常重要。准确的采样是经气管采集法，但患者有一定痛苦，不易被接受。临床一般采用自然咳痰法。采集痰标本应注意必须在抗生素治疗前采集新鲜、深咳后的痰，迅速送检，避免标本受到口咽处正常细菌群的污染，以保证细菌培养结果准确性。具体方法是嘱患者先将唾液吐出、漱口，并指导或辅助患者深吸气后咳嗽，咳出肺部深处痰液，留取标本。收集痰液后应在 30 分钟内送检。经气管插管收集痰标本时，可使用一次性痰液收集器。用无菌镊夹持吸痰管插入气管深部，注意勿污染吸痰管。留痰过程注意无菌操作。

10.心理护理

评估患者的心理状态，采取有针对性的护理。患者病情重，呼吸困难、发热、咳嗽等明显不适，导致患者烦躁和恐惧，加压通气、气管插管、机械通气患者尤其明显，上述情绪加重呼吸困难。护士要鼓励患者倾诉，多与其交流，语言交流困难时，用文字或体态语言主动沟通，尽量消除其紧张恐惧心理。了解患者的经济状况及家庭成员情况，帮助患者寻求更多支持和帮助。及时向患者及家属解释，介绍病情和治疗方案，使其信任和理解治疗、护理的作用，增加安全感，保持情绪稳定。

11.健康教育

出院前指导患者坚持呼吸功能锻炼，做深呼吸运动，增强体质。减少去公共场所的次数，预防感冒。上呼吸道感染急性期外出戴口罩。居室保持良好的通风，保持空气清新。均衡膳食，增加机体抵抗力，戒烟，避免劳累。

第二节　重症哮喘

支气管哮喘(简称哮喘)是常见的慢性呼吸道疾病之一，近年来，其患病率在全球范围内有逐年增加的趋势，参照全球哮喘防治创议(GINA)和我国 2008 年版支气管哮喘防治指南，将定义重新修订为哮喘是由多种细胞包括气道的炎性细胞和结构细胞（如嗜酸性粒细胞、肥大细胞、T淋巴细胞、中性粒细胞、平滑肌细胞、气道上皮细胞等）和细胞组分参与的气道慢性炎症性疾病。这种慢性炎症导致气道高反应性，通常出现广泛多变的可逆性气流受限，并引起反复发作性的喘息、气急、胸闷或咳嗽等症状，常在夜间和/或清晨发作、加剧，多数患者可自行缓解或经治疗缓解。如果哮喘急性发作，虽经积极吸入糖皮质激素（≤1 000 μg/d）和应用长效 β_2 受体激动剂或茶碱类药物治疗数小时，病情不缓解或继续恶化；或哮喘呈暴发性发作，哮喘发作后短时间内即进入危重状态，则称为重症哮喘。如病情不能得到有效控制，可迅速发展为呼吸衰竭而危及生命，故需住院治疗。

一、病因和发病机制

（一）病因

哮喘的病因还不十分清楚，目前认为同时受遗传因素和环境因素的双重影响。

（二）发病机制

哮喘的发病机制不完全清楚，可能是免疫-炎症反应、神经机制和气道高反应性及其之间的相互作用。重症哮喘目前已经基本明确的发病因素主要有以下几种。

1.诱发因素的持续存在

诱发因素的持续存在使机体持续地产生抗原-抗体反应，发生气道炎症、气道高反应性和支气管痉挛，在此基础上，支气管黏膜充血水肿、大量黏液分泌并形成黏液栓，阻塞气道。

2.呼吸道感染

细菌、病毒及支原体等的感染可引起支气管黏膜充血肿胀及分泌物增加，加重气道阻塞；某些微生物及其代谢产物还可以作为抗原引起免疫-炎症反应，使气道高反应性加重。

3.糖皮质激素使用不当

长期使用糖皮质激素常常伴有下丘脑-垂体-肾上腺皮质轴功能抑制，突然减量或停用，可造成体内糖皮质激素水平的突然降低，造成哮喘的恶化。

4.脱水、痰液黏稠、电解质紊乱

哮喘急性发作时，呼吸道丢失水分增加、多汗造成机体脱水，痰液黏稠不易咳出而阻塞大小气道,加重呼吸困难,同时由于低氧血症可使无氧酵解增加,酸性代谢产物增加,合并代谢性酸中毒,使病情进一步加重。

5.精神心理因素

许多学者提出心理社会因素通过对中枢神经、内分泌和免疫系统的作用而导致哮喘发作,是使支气管哮喘发病率和死亡率升高的一个重要因素。

二、病理生理

重症哮喘的支气管黏膜充血水肿、分泌物增多甚至形成黏液栓以及气道平滑肌的痉挛导致呼吸道阻力在吸气和呼气时均明显升高,小气道阻塞,肺泡过度充气,肺内残气量增加,加重吸气肌肉的负荷,降低肺的顺应性,内源性呼气末正压(PEEPi)增大,导致吸气功耗增大。小气道阻塞,肺泡过度充气,相应区域毛细血管的灌注减低,引起肺泡通气/血流(V/Q)比例的失调,患者常出现低氧血症,多数患者表现为过度通气,通常 $PaCO_2$ 降低,若 $PaCO_2$ 正常或升高,应警惕呼吸衰竭的可能性或是否已经发生了呼吸衰竭。重症哮喘患者,若气道阻塞不迅速解除,潮气量将进行性下降,最终将会发生呼吸衰竭。哮喘发作持续不缓解,也可能出现血液循环的紊乱。

三、临床表现

(一)症状

重症哮喘患者常出现极度严重的呼气性呼吸困难、被迫采取坐位或端坐呼吸,干咳或咳大量白色泡沫痰,不能讲话、紧张、焦虑、恐惧、大汗淋漓。

(二)体征

患者常出现呼吸浅快,呼吸频率增快(>30 次/分),可有三凹征,呼气期两肺满布哮鸣音,也可哮鸣音不出现,即所谓的“寂静胸”,心率增快(>120 次/分),可有血压下降,部分患者出现奇脉、胸腹反常运动、意识障碍,甚至昏迷。

四、实验室检查和其他检查

(一)痰液检查

哮喘患者痰涂片显微镜下可见到较多嗜酸性粒细胞、脱落的上皮细胞。

(二)呼吸功能检查

哮喘发作时,呼气流速指标均显著下降,第 1 秒用力呼气容积(FEV_1)、第 1 秒用力呼气容积占用力肺活量比值($FEV_1/FVC\%$,即 1 秒率)以及呼气峰值流速(PEF)均减少。肺容量指标可见用力肺活量减少、残气量增加、功能残气量和肺总量增加,残气占肺总量百分比增高。大多数成人哮喘患者呼气峰值流速<50%预计值则提示重症发作,呼气峰值流速<33%预计值提示危重或致命性发作,需做血气分析检查以监测病情。

(三)血气分析

由于气道阻塞且通气分布不均,通气/血流比例失衡,大多数重症哮喘患者有低氧血症,PaO_2 <8.0 kPa(60 mmHg),少数患者 PaO_2<6.0 kPa(45 mmHg),过度通气可使 $PaCO_2$ 降低,pH 上升,表现为呼吸性碱中毒;若病情进一步发展,气道阻塞严重,可有缺氧及 CO_2 潴留,$PaCO_2$ 上升,血 pH 下降,出现呼吸性酸中毒;若缺氧明显,可合并代谢性酸中毒。$PaCO_2$ 正常往往是哮喘恶化的指标,高碳酸血症是哮喘危重的表现,需给予足够的重视。

(四)胸部 X 线检查

早期哮喘发作时可见两肺透亮度增强,呈过度充气状态,并发呼吸道感染时可见肺纹理增加及炎性浸润阴影。重症哮喘要注意气胸、纵隔气肿及肺不张等并发症的存在。

(五)心电图检查

重症哮喘患者心电图常表现为窦性心动过速、电轴右偏、偶见肺性 P 波。

五、诊断

(一)哮喘的诊断标准

(1)反复发作喘息、气急、胸闷或咳嗽,多与接触变应原、冷空气、物理、化学性刺激,以及病毒性上呼吸道感染、运动等有关。

(2)发作时双肺可闻及散在或弥漫性,以呼气相为主的哮鸣音,呼气相延长。

(3)上述症状和体征可经治疗缓解或自行缓解。

(4)除去其他疾病所引起的喘息、气急、胸闷和咳嗽。

(5)临床表现不典型者(如无明显喘息或体征),应至少具备以下 1 项试验阳性:①支气管激发试验或运动激发试验阳性。②支气管舒张试验阳性,第 1 秒用呼气容积增加≥12%,且第 1 秒用力呼气容积增加绝对值≥200 mL。③呼气峰值流速日内(或 2 周)变异率≥20%。

符合(1)～(4)条或(4)～(5)条者,可以诊断为哮喘。

(二)哮喘的分期及分级

根据临床表现,哮喘可分为急性发作期、慢性持续期和临床缓解期。急性发作是指喘息、气促、咳嗽、胸闷等症状突然发生,或原有症状急剧加重,常有呼吸困难,以呼气流量降低为其特征,常因接触变应原、刺激物或呼吸道感染诱发。哮喘急性发作时病情严重程度可分为轻度、中度、重度、危重 4 级(表 4-3)。

表 4-3 哮喘急性发作时病情严重程度的分级

临床特点	轻度	中度	重度	危重
气短	步行、上楼时	稍事活动	休息时	
体位	可平卧	喜坐位	端坐呼吸	
谈话方式	连续成句	常有中断	仅能说出字和词	不能说话
精神状态	可有焦虑或尚安静	时有焦虑或烦躁	常有焦虑、烦躁	嗜睡、意识模糊
出汗	无	有	大汗淋漓	
呼吸频率/(次/分)	轻度增加	增加	>30	
辅助呼吸肌活动及三凹征	常无	可有	常有	胸腹矛盾运动
哮鸣音	散在,呼气末期	响亮、弥漫	响亮、弥漫	减弱、甚至消失
脉率/(次/分)	<100	100～120	>120	脉率变慢或不规则
奇脉(深吸气时收缩压下降)/mmHg	无,<10	可有,10～25	常有,>25	无
使用 β_2 受体激动剂后呼气峰值流速占预计值或个人最佳值	>80%	60%～80%	<60%或<100 L/min或作用时间<2 小时	
PaO_2(吸空气)/mmHg	正常	≥60	<60	<60
$PaCO_2$/mmHg	<45	≤45	>45	>45
SaO_2(吸空气)/%	>95	91～95	≤90	≤90
pH				降低

注:1 mmHg=0.133 kPa。

六、鉴别诊断

(一)左侧心力衰竭引起的喘息样呼吸困难

(1)患者多有高血压、冠状动脉粥样硬化性心脏病、风湿性心脏病和二尖瓣狭窄等病史和体征。

(2)阵发性咳嗽,咳大量粉红色泡沫痰,两肺可闻及广泛的湿啰音和哮鸣音,左心界扩大,心率增快,心尖部可闻及奔马律。

(3)胸部 X 线及心电图检查符合左心病变。

(4)鉴别困难时,可雾化吸入 β_2 受体激动剂或静脉注射氨茶碱缓解症状后,进一步检查,忌用肾上腺素或吗啡,以免造成危险。

(二)慢性阻塞性肺疾病

(1)中老年人多见,起病缓慢、病程较长,多有长期吸烟或接触有害气体的病史。

(2)慢性咳嗽、咳痰,晨间咳嗽明显,气短或呼吸困难逐渐加重。有肺气肿体征,两肺可闻及湿啰音。

(3)慢性阻塞性肺疾病急性加重期和哮喘区分有时十分困难,用支气管扩张药和口服或吸入激素做治疗性试验可能有所帮助。慢性阻塞性肺疾病也可与哮喘合并同时存在。

(三)上气道阻塞

(1)呼吸道异物者有异物吸入史。

(2)中央型支气管肺癌、气管支气管结核、复发性多软骨炎等气道疾病,多有相应的临床病史。

(3)上气道阻塞一般出现吸气性呼吸困难。

(4)胸部 X 线摄片、CT、痰液细胞学或支气管镜检查有助于诊断。

(5)平喘药物治疗效果不佳。

此外,应和变态反应性肺浸润、自发性气胸等相鉴别。

七、急诊处理

哮喘急性发作的治疗取决于发作的严重程度以及对治疗的反应。对于具有哮喘相关死亡高危因素的患者,应给予高度重视。高危患者包括:①曾经有过气管插管和机械通气的濒于致死性哮喘的病史。②在过去 1 年中因为哮喘而住院或看急诊。③正在使用或最近刚刚停用口服糖皮质激素。④目前未使用吸入糖皮质激素。⑤过分依赖速效 β_2 受体激动剂，特别是每月使用沙丁胺醇（或等效药物）超过 1 支的患者。⑥有心理疾病或社会心理问题，包括使用镇静药。⑦有对哮喘治疗不依从的历史。

（一）轻度和部分中度急性发作哮喘患者可在家庭中或社区中治疗

治疗措施主要为重复吸入速效 β_2 受体激动剂，在第 1 小时每次吸入沙丁胺醇 100～200 μg 或特布他林 250～500 μg，必要时每 20 分钟重复 1 次，随后根据治疗反应，轻度调整为 3～4 小时再用 2～4 喷，中度1～2 小时用 6～10 喷。如果对吸入性 β_2 受体激动剂反应良好（呼吸困难显著缓解，呼气峰值流速占预计值 >80％或个人最佳值，且疗效维持 3～4 小时），通常不需要使用其他药物。如果治疗反应不完全，尤其是在控制性治疗的基础上发生的急性发作，应尽早口服糖皮质激素（泼尼松龙 0.5～1 mg/kg 或等效剂量的其他激素），必要时到医院就诊。

（二）部分中度和所有重度急性发作均应到急诊室或医院治疗

1.联合雾化吸入 β_2 受体激动剂和抗胆碱能药物

β_2 受体激动剂通过对气道平滑肌和肥大细胞等细胞膜表面的 β_2 受体的作用，舒张气道平滑肌、减少肥大细胞脱颗粒和介质的释放等，缓解哮喘症状。重症哮喘时应重复使用速效 β_2 受体激动剂，推荐初始治疗时连续雾化给药，随后根据需要间断给药（6 次/天）。雾化吸入抗胆碱药物，如溴化异丙托品（常用剂量为 50～125 μg，3～4 次/天）、溴化氧托品等可阻断节后迷走神经传出支，通过降低迷走神经张力而舒张支气管，与 β_2 受体激动剂联合使用具有协同、互补作用，能够取得更好的支气管舒张作用。

2.静脉使用糖皮质激素

糖皮质激素是最有效的控制气道炎症的药物，重度哮喘发作时应尽早静脉使用糖皮质激素，特别是对吸入速效 β_2 受体激动剂初始治疗反应不完全或疗效不能维持者。如静脉及时给予琥珀酸氢化可的松（400～1 000 mg/d）或甲泼尼龙（80～160 mg/d），分次给药，待病情得到控制和缓解后，改为口服给药（如静脉使用激素 2～3 天，继之以口服激素 3～5 天），静脉给药和口服给药的序贯疗法有可能减少激素用量和不良反应。

3.静脉使用茶碱类药物

茶碱具有舒张支气管平滑肌作用，并具有强心、利尿、扩张冠状动脉、兴奋呼吸中枢和呼吸肌等作用。临床上在治疗重症哮喘时静脉使用茶碱作为症状缓解药，静脉注射氨茶碱[首次剂量为4～6 mg/kg,注射速度不宜超过0.25 mg/(kg·min),静脉滴注维持剂量为0.6～0.8 mg/(kg·h)],茶碱可引起心律失常、血压下降,甚至死亡,其有效、安全的血药浓度范围应在6～15 μg/mL,在有条件的情况下应监测其血药浓度,及时调整浓度和滴速。发热、妊娠、抗结核治疗可以降低茶碱的血药浓度;而肝疾病、充血性心力衰竭以及合用西咪替丁、喹诺酮类、大环内酯类药物等可影响茶碱代谢而使其排泄减慢,增加茶碱的毒性作用,应引起重视,并酌情调整剂量。

4.静脉使用 β_2 受体激动剂

平喘作用较为迅速,但因全身不良反应的发生率较高,国内较少使用。

5.氧疗

使 $SaO_2 \geqslant 90\%$,吸氧浓度一般30%左右,必要时增加至50%,如有严重的呼吸性酸中毒和肺性脑病,吸氧浓度应控制在30%以下。

6.气管插管机械通气

重度和危重哮喘急性发作经过氧疗、全身应用糖皮质激素、β_2 受体激动剂等治疗,临床症状和肺功能无改善,甚至继续恶化,应及时给予机械通气治疗,其指征主要包括意识改变、呼吸肌疲劳、$PaCO_2 \geqslant 6.0$ kPa(45 mmHg)等。可先采用经鼻(面)罩无创机械通气,若无效应及早行气管插管机械通气。哮喘急性发作机械通气需要较高的吸气压,可使用适当水平的呼气末正压治疗。如果需要过高的气道峰压和平台压才能维持正常通气容积,可试用允许性高碳酸血症通气策略以减少呼吸机相关肺损伤。

八、急救护理

(一)护理目标

(1)及早发现哮喘先兆,保障最佳治疗时机,终止发作。

(2)尽快解除呼吸道阻塞,纠正缺氧,挽救患者生命。

(3)减轻患者身体、心理的不适及痛苦。

(4)提高患者的活动能力,提高生活质量。

(5)健康指导,提高自护能力,减少复发,维护肺功能。

(二)护理措施

(1)院前急救时的护理:①首先做好出诊前的评估。接到出诊联系电话时询问患者的基本情况,做出预测评估及相应的准备。除备常规急救药外,需备短效的糖皮质激素及 β_2 受体激动剂(气雾剂)、氨茶碱等。做好机械通气的准备,救护车上的呼吸机调好参数，准备吸氧面罩。②到达现场后，迅速评估病情及周围环境，判断是否有诱发因素。简单询问相关病史，评估病情。立即监测生命体征、意识状态的情况，发生呼吸、心搏骤停时立即配合医师进行心肺复苏，建立人工气道进行机械辅助通气。尽快解除呼吸道阻塞，及时纠正缺氧是抢救患者的关键。给予氧气吸入，面罩或者用高频呼吸机通气吸氧。遵医嘱立即帮助患者吸入糖皮质激素和 $β_2$ 受体激动剂定量气雾剂，氨茶碱缓慢静脉滴注，肾上腺素 0.25～0.5 mg 皮下注射，30 分钟后可重复 1 次。迅速建立静脉通道。固定好吸氧、输液管，保持通畅。重症哮喘病情危急，严重缺氧导致极其恐惧、烦躁，护士要鼓励患者，端坐体位做好固定，扣紧安全带，锁定担架平车与救护车定位把手，并在旁扶持。运送途中，密切监护患者的呼吸频率及节律、血氧饱和度、血压、心率、意识的变化，观察用药反应。

(2)到达医院后，帮助患者取坐位或半卧位，放移动托板，使其身体伏于其上，利于通气和减少疲劳。立即连接吸氧装置，调好氧流量。检查静脉通道是否通畅。备吸痰器、气管插管、呼吸机、抢救药物、除颤器。连接监护仪，监测呼吸、心电、血压等生命体征。观察患者的意识、呼吸频率、哮鸣音高低变化。一般哮喘发作时，两肺布满高调哮鸣音，但重危哮喘患者，因呼吸肌疲劳和小气道广泛痉挛，使肺内气体流速减慢，哮鸣音微弱，出现“沉默胸”，提示病情危重。护士对病情变化要有预见性，发现异常及时报告医师处理。

(3)迅速收集病史、以往药物服用情况，评估哮喘程度。如果哮喘发作经数小时积极治疗后病情仍不能控制，或急剧进展，即为重症哮喘，此时病情不稳定，可危及生命，需要加强监护、治疗。

(4)确保气道通畅维护有效排痰、保持呼吸道通畅是急重症哮喘的护理重点。①哮喘发作时，支气管黏膜充血水肿，腺体分泌亢进，合并感染更重，产生大量痰液。而此时患者因呼吸急促、喘息，呼吸道水分丢失，致使痰液黏稠不易咳出，大量黏痰形成痰栓阻塞气管、支气管，导致严重气道阻塞，加上气道痉挛，气道内压力明显增加，加重喘息及感染。因此必须注意补充水分、湿化气道，积极排痰，保持呼吸道通畅。②按时协助患者翻身、叩背，加强体位引流；雾化吸入，湿化气道，稀释痰液，防止痰栓形成。采用小雾量、短时间、间歇雾化方式，湿化时密切观察患者呼吸状态，发现喘息加重、血氧饱和度下降等异常立即停止雾化。床边备吸痰器，防止痰液松解后大量涌出导致窒息。吸痰时动作轻柔、准确，吸力和深度适当，尽量减少刺激并达到有效吸引。每次吸痰时间不超过 15 秒，该过程中注意观察患者的面色、呼吸、血氧饱和度、血压及心率的变化。

严格无菌操作，避免交叉感染。

（5）吸氧治疗的护理：①给氧方式、浓度和流量根据病情及血气分析结果予以调节。一般给予鼻导管吸氧，氧流量 4～6 L/min；有二氧化碳潴留时，氧流量 2～4 L/min；出现低氧血症时改用面罩吸氧，氧流量 6～10 L/min。经过吸氧和药物治疗病情不缓解，低氧血症和二氧化碳潴留加剧时进行气管插管呼吸机辅助通气。此时应做好呼吸机和气道管理，防止医源性感染，及时有效地吸痰和湿化气道。气管插管患者吸痰前后均应吸入纯氧 3～5 分钟。②吸氧治疗时，观察呼吸窘迫有无缓解，意识状况，末梢皮肤黏膜颜色、湿度等，定时监测血气分析。高浓度吸氧（＞60％）持续 6 小时以上时应注意有无烦躁、情绪激动、呼吸困难加重等中毒症状。

（6）药物治疗的护理：终止哮喘持续发作的药物根据其作用机制可分为：具有抗炎作用和缓解症状作用两大类。给药途径包括吸入、静脉和口服：①吸入给药的护理，吸入的药物局部抗炎作用强，直接作用于呼吸道，所需剂量较小，全身性不良反应较少。剂型有气雾剂、干粉和溶液。护士指导患者正确吸入药物。先嘱患者将气呼尽，然后开始深吸气，同时喷出药液，吸气后屏气数秒，再慢慢呼出。吸入给药有口咽部局部的不良反应，包括声音嘶哑、咽部不适和念珠菌感染，吸药后让患者及时用清水含漱口咽部。密切观察与用药效果和不良反应，严格掌握吸入剂量。②静脉给药的护理，经静脉用药有糖皮质激素、茶碱类及 β 受体激动剂。护士要熟练掌握常用静脉注射平喘药物的药理学、药代动力学、药物的不良反应、使用方法及注意事项，严格执行医嘱的用药剂量、浓度和给药速度，合理安排输液顺序。保持静脉通路畅通，药液无外渗，确保药液在规定时间内输入。观察治疗反应，监测呼吸频率、节律、血氧饱和度、心率、心律和哮喘症状的变化等。应用拟肾上腺素和茶碱类药物时应注意观察有无心律失常、心动过速、血压升高、肌肉震颤、抽搐、恶心、呕吐等不良反应，严格控制输入速度，及时反馈病情变化，供医师及时调整医嘱，保持药物剂量适当；应用大剂量糖皮质激素类药物应观察是否有消化道出血或水钠潴留、低钾性碱中毒等表现，发现后及时通知医师处理。③口服给药的护理，重度哮喘吸入大剂量糖皮质激素治疗无效的患者应早期口服糖皮质激素，一般使用半衰期较短的糖皮质激素，如泼尼松、泼尼松龙或甲基泼尼松龙等。每次服药护士应协助，看患者服下，防止漏服或服用时间不恰当。正确的服用方法是每天或隔天清晨顿服，以减少外源性糖皮质激素对脑垂体-肾上腺轴的抑制作用。

（7）并发症的观察和护理：重危哮喘患者主要并发症是气胸、皮下气肿、纵隔气肿、心律失常、心功能不全等，发生时间主要在发病48小时内，尤其是前24小时。在入院早期要特别注意观察，尤应注意应用呼吸机治疗者及入院前有肺气肿和/或肺心病的重症哮喘患者。①气胸：气胸是发生率最高的并发症。气胸发生的征象是清醒患者突感呼吸困难加重、胸痛、烦躁不安，血氧饱和度降低。由于胸膜腔内压增加，使用呼吸机时机器报警。护士此时要注意观察有无气管移位，血流动力学是否稳定等，并立即报告医师处理。②皮下气肿：一般发生在颈胸部，重者可累及腹部。表现为颈胸部肿胀，触诊有握雪感或捻发感。单纯皮下气肿一般对患者影响较轻，但是皮下气肿多来自气胸或纵隔气肿，如处理不及时可危及生命。③纵隔气肿：纵隔气肿是最严重的并发症，可直接影响到循环系统，导致血压下降、心律失常，甚至心搏骤停，短时间内导致患者死亡。发现皮下气肿，同时有血压、心律的明显改变，应考虑到纵隔气肿的可能，立即报告医师急救处理。④心律失常：患者存在的低氧及高碳酸血症、氨茶碱过量、电解质紊乱、胸部并发症等，均可导致各种期前收缩、快速心房纤颤、室上速等心律失常。发现新出现的心律失常或原有心律失常加重，要针对性地观察是否存在上述原因，做出相应的护理并报告医师处理。

(8)出入量管理：急重症哮喘发作时因张口呼吸、大量出汗等原因容易导致脱水、痰液黏稠不易咳出，必须严格出入量管理，为治疗提供准确依据。监测尿量，必要时留置导尿管，准确记录24小时出入量及每小时尿量，观察出汗情况、皮肤弹性，若尿量少于30 mL/h，应通知医师处理。神志清醒者，鼓励饮水。对口服不足及神志不清者，经静脉补充水分，一般每天补液2 500～3 000 mL，根据患者的心功能状态调整滴速，避免诱发心力衰竭、急性肺水肿。在补充水分的同时应严密监测血清电解质，及时补充纠正，保持酸碱平衡。

(9)基础护理：哮喘发作时，患者生活不能自理，护士要做好各项基础护理。尽量维护患者的舒适感。①保持病室空气新鲜流通，温度(18～22 ℃)、湿度(50%～60%)适宜，避免寒冷、潮湿、异味。注意保暖，避免受凉感冒。室内不摆放花草，整理床铺时防止尘埃飞扬。护理操作尽量集中进行，保障患者休息。②帮助患者取舒适的半卧位和坐位，适当用靠垫等维持，减轻患者体力。每天3次进行常规口腔、鼻腔清洁护理，有利于呼吸道通畅，预防感染并发症。口唇干燥时涂液体石蜡。③保持床铺清洁、干燥、平整。对意识障碍加强皮肤护理，保持皮肤清洁、干燥，及时擦干汗液，更换衣服，每2小时翻身1次，避免局部皮肤长期受压。协助床上排泄，提供安全空间，尊重患者，及时清理污物并清洗会阴。

（10）安全护理：为意识不清、烦躁的患者提供保护性措施，使用床挡，防止坠床摔伤。哮喘发作时，患者常采取强迫坐位，给予舒适的支撑物，如移动餐桌、升降架等。哮喘缓解后，协助患者侧卧位休息。

（11）饮食护理：给予高热量、高维生素、易消化的流质食物，病情好转后改半流质、普通饮食。避免产气、辛辣、刺激性食物及容易引起过敏的食物，如鱼、虾等。

（12）心理护理：严重缺氧时患者异常痛苦，有窒息和濒死感，患者均存在不同程度的焦虑、烦躁或恐惧，后者诱发或加重哮喘，形成恶性循环。护士应主动与患者沟通，提供细致护理，给患者精神安慰及心理支持，说明良好的情绪能促进缓解哮喘，帮助患者控制情绪。

（13）健康教育：①为了有效控制哮喘发作、防止病情恶化，必须提高患者的自我护理能力，并且鼓励亲属参与教育计划，使其准确了解患者的需求，能提供更合适的帮助。患者经历自我处理成功的体验后会增加控制哮喘的信心，改善生活质量，提高治疗依从性。具体内容主要有哮喘相关知识，包括支气管哮喘的诱因、前驱症状、发作时的简单处理、用药等；自我护理技能的培养，包括气雾剂的使用、正确使用峰流速仪监测、合理安排日常生活和定期复查等。②指导环境控制：识别致敏源和刺激物，如宠物、花粉、油漆、皮毛、灰尘、吸烟、刺激性气体等，尽量减少与之接触。居室或工作学习的场所要保持清洁，常通风。③呼吸训练：指导患者正确的腹式呼吸法、轻咳排痰法及缩唇式呼吸等，保证哮喘发作时能有效地呼吸。④病情监护指导指导：患者自我检测病情，每天用袖珍式峰流速仪监测最大呼出气流速，并进行评定和记录。急性发作前的征兆有使用短效β受体激动剂次数增加、早晨呼气峰流速下降、夜间苏醒次数增加或不能入睡，夜间症状严重等。一旦有上述征象，及时复诊。嘱患者随身携带止喘气雾剂，一出现哮喘先兆时立即吸入，同时保持平静。通过指导患者及照护者掌握哮喘急性发作的先兆和处理常识，把握好急性加重前的治疗时间窗，一旦发生时能采取正确的方式进行自救和就医，避免病情恶化或争取抢救时间。⑤指导患者严格遵医嘱服药：指导患者应在医师指导下坚持长期、规则、按时服药，向患者及照护者讲明各种药物的不良反应及服用时注意事项，指导其加强病情观察。如疗效不佳或出现严重不良反应时立即与医师联系，不能随意更改药物种类、增减剂量或擅自停药。⑥指导患者适当锻炼，保持情绪稳定：在缓解期可做医疗体操、呼吸训练、太极拳等，戒烟，减少对气道的刺激。避免情绪激动、精神紧张和过度疲劳，保持愉快情绪。⑦指导个人卫生和营养：细菌和病毒感染是哮喘发作的常见诱因。哮喘患者应注意与流感者隔离,定期注射流感疫苗,预防呼吸道感染。保持良好的营养状态,增强抗感染的能力。胃肠道反流可诱发哮喘发作,睡前3小时禁饮食、抬高枕头可预防。

第三节 肺血栓栓塞症

肺栓塞是以各种栓子阻塞肺动脉系统为其发病原因的一组疾病或临床综合征的总称,包括肺血栓栓塞症、脂肪栓塞综合征、羊水栓塞、空气栓塞等。其中,肺血栓栓塞症占肺栓塞中的绝大多数,该病在我国绝非少见病,且发病率有逐年增高的趋势,死亡率高,但临床上易漏诊或误诊,如果早期诊断和治疗得当,生存的希望甚至康复的可能性是很大的。

肺血栓栓塞症为来自静脉系统或右心的血栓阻塞肺动脉或其分支所致疾病,以肺循环和呼吸功能障碍为其主要临床和病理生理特征。引起肺血栓栓塞症的血栓主要来源于深静脉血栓形成。

急性肺血栓栓塞症造成肺动脉较广泛阻塞时,可引起肺动脉高压,至一定程度导致右心失代偿、右心扩大,出现急性肺源性心脏病。

一、病理与病理生理

引起肺血栓栓塞症的血栓可以来源于下腔静脉径路、上腔静脉径路或右心腔,其中,大部分来源于下肢深静脉,特别是从腘静脉上端到髂静脉段的下肢近端深静脉。肺血栓栓塞症栓子的大小有很大的差异,可单发或多发,一般多部位或双侧性的血栓栓塞更为常见。

(一)对循环的影响

栓子阻塞肺动脉及其分支达一定程度后,通过机械阻塞作用,加之神经体液因素和低氧所引起的肺动脉收缩,使肺循环阻力增加,肺动脉高压,继而引起右室扩大与右侧心力衰竭。右心扩大致室间隔左移,使左室功能受损,导致心排血量下降,进而可引起体循环低血压或休克;主动脉内低血压和右心房压升高,使冠状动脉灌注压下降,心肌血流减少,特别是右心室内膜下心肌处于低灌注状态。

(二)对呼吸的影响

肺动脉栓塞后不仅引起血流动力学的改变,同时还可因栓塞部位肺血流减少,肺泡无效腔量增大;肺内血流重新分布,通气/血流比例失调;神经体液因素引起支气管痉挛;肺泡表面活性物质分泌减少,肺泡萎陷,呼吸面积减小,肺顺应性下降等因素导致呼吸功能不全,出现低氧血症和低碳酸血症。

二、危险因素

肺血栓栓塞症的危险因素包括任何可以导致静脉血液淤滞、静脉系统内皮损伤和血液高凝状态的因素。原发性危险因素由遗传变异引起。继发性危险因素包括骨折、严重创伤、手术、恶性肿瘤、口服避孕药、充血性心力衰竭、心房颤动、因各种原因的制动或长期卧床、长途航空或乘车旅行和高龄等。上述危险因素可以单独存在,也可同时存在,协同作用。年龄可作为独立的危险因素,随着年龄的增长,肺血栓栓塞症的发病率逐渐增高。

三、临床特点

肺血栓栓塞症临床表现的严重程度差别很大,可以从无症状到血流动力学不稳定,甚至发生猝死,主要取决于栓子的大小、多少、所致的肺栓塞范围、发作的急缓程度,以及栓塞前的心肺状况。肺血栓栓塞症的临床症状也多种多样,不同患者常有不同的症状组合,但均缺乏特异性。

(一)症状

1.呼吸困难及气促(80%～90%)

呼吸困难及气促是肺栓塞最常见的症状,呼吸频率＞20 次/分,伴或不伴有发绀。呼吸困难严重程度多与栓塞面积有关,栓塞面积较小,可基本无呼吸困难,或呼吸困难发作较短暂。栓塞面积大,呼吸困难较严重,且持续时间长。

2.胸痛

其包括胸膜炎性胸痛(40%～70%)或心绞痛样胸痛(4%～12%),胸膜炎性胸痛多为钝痛,是由于栓塞部位附近的胸膜炎症所致,常与呼吸有关。心绞痛样胸痛为胸骨后疼痛,与肺动脉高压和冠状动脉供血不足有关。

3.晕厥(11%～20%)

其主要表现为突然发作的一过性意识丧失,多合并有呼吸困难和气促表现。多由于巨大栓塞所致,晕厥与脑供血不足有关;巨大栓塞可导致休克,甚至猝死。

4.烦躁不安、惊恐甚至濒死感(55%)

其主要由严重的呼吸困难和胸痛所致。当出现该症状时,往往提示栓塞面积较大，预后差。

5.咯血(11%～30%)

其常为小量咯血，大咯血少见；咯血主要反映栓塞局部肺泡出血性渗出。

6.咳嗽(20%～37%)

其多为干咳，有时可伴有少量白痰，合并肺部感染时可咳黄色脓痰。主要与炎症反应刺激呼吸道有关。

(二)体征

(1)呼吸急促(70%)：是常见的体征，呼吸频率>20次/分。

(2)心动过速(30%～40%)：心率>100次/分。

(3)血压变化：严重时出现低血压甚至休克。

(4)发绀(11%～16%)：并不常见。

(5)发热(43%)：多为低热，少数为中等程度发热。

(6)颈静脉充盈或搏动(12%)。

(7)肺部可闻及哮鸣音或细湿啰音。

(8)胸腔积液的相应体征(24%～30%)。

(9)肺动脉瓣区第二音亢进，$P_2>A_2$，三尖瓣区收缩期杂音。

四、辅助检查

(一)动脉血气分析

其常表现为低氧血症，低碳酸血症，肺泡-动脉血氧分压差[$P_{(A-a)}O_2$]增大。部分患者的结果可以正常。

(二)心电图

大多数患者表现有非特异性的心电图异常。较为多见的表现包括 V_1～V_4 的 T 波改变和 ST 段异常；部分患者可出现 $S_Ⅰ Q_Ⅲ T_Ⅲ$ 征(即Ⅰ导 S 波加深，Ⅲ导出现 Q/q 波及 T 波倒置)；其他心电图改变包括完全或不完全右束支传导阻滞、肺型 P 波、电轴右偏、顺钟向转位等。心电图的动态演变对于诊断具有更大意义。

(三)血浆 *D*-二聚体

D-二聚体是交联纤维蛋白在纤溶系统作用下产生的可溶性降解产物。对急性肺血栓栓塞有排除诊断价值。若其含量<500 μg/L，可基本除外急性肺血栓栓塞症。

(四)胸部X线片

胸部X线片多有异常表现,但缺乏特异性。可表现为:①区域性肺血管纹理变细、稀疏或消失,肺野透亮度增加。②肺野局部浸润性阴影,尖端指向肺门的楔形阴影,肺不张或膨胀不全。③右下肺动脉干增宽或伴截断征,肺动脉段膨隆以及右心室扩大征。④患侧横膈抬高。⑤少到中量胸腔积液征等。仅凭X线胸片不能确诊或排除肺栓塞,但在提供疑似肺栓塞线索和除外其他疾病方面具有重要作用。

(五)超声心动图

超声心动图是无创的能够在床旁进行的检查,为急性肺血栓栓塞症的诊断提供重要线索。不仅能够诊断和除外其他心血管疾病,而且对于严重的肺栓塞患者,可以发现肺动脉高压、右室高负荷和肺源性心脏病的征象,提示或高度怀疑肺栓塞。若在右心房或右心室发现血栓,同时患者临床表现符合肺栓塞,可以做出诊断。超声检查偶可因发现肺动脉近端的血栓而确定诊断。

(六)核素肺通气/灌注扫描(V/Q显像)

其是肺血栓栓塞症重要的诊断方法。典型征象是呈肺段分布的肺灌注缺损,并与通气显像不匹配。但由于许多疾病可以同时影响患者的通气及血流状况,使通气灌注扫描在结果判定上较为复杂,需密切结合临床。通气/灌注显像的肺栓塞诊断分为高度可能、中度可能、低度可能及正常。如显示中度可能及低度可能,应行其他检查以明确诊断。

(七)螺旋CT和电子束CT造影(CTPA)

由于电子束CT造影是无创的检查且方便,现指南中将其作为首选的肺栓塞诊断方法。该项检查能够发现段以上肺动脉内的栓子,是确诊肺栓塞的手段之一,但CT对亚段肺栓塞的诊断价值有限。直接征象为肺动脉内的低密度充盈缺损,部分或完全包在不透光的血流之间,或者呈完全充盈缺损,远端血管不显影;间接征象包括肺野楔形密度增高影,条带状的高密度区或盘状肺不张,中心肺动脉扩张及远端血管分支减少或消失等。CT扫描还可以同时显示肺及肺外的其他胸部疾病。电子束CT扫描速度更快,可在很大程度上避免因心搏和呼吸的影响而产生伪影。

(八)肺动脉造影

肺动脉造影为诊断肺栓塞的“金标准”,是一种有创性检查,且费用较高。发生致命性或严重并发症的可能性分别为 0.1%和 1.5%,应严格掌握其适应证。

(九)下肢深静脉血栓形成的检查

有超声技术、肢体阻抗容积图(IPG)、放射性核素静脉造影等。

五、诊断与鉴别诊断

(一)诊断

肺血栓栓塞症诊断分 3 个步骤,疑诊—确诊—求因。

1.根据临床情况疑诊肺血栓栓塞症

(1)对存在危险因素,特别是并存多个危险因素的患者,要有强的诊断意识。

(2)结合临床症状、体征,特别是在高危患者出现不明原因的呼吸困难、胸痛、晕厥和休克,或伴有单侧或双侧不对称性下肢肿胀、疼痛。

(3)结合心电图、X 线胸片、动脉血气分析、*D*-二聚体、超声心动图下肢深静脉超声。

2.对疑诊肺栓塞患者安排进一步检查以明确肺栓塞诊断

(1)核素肺通气/灌注扫描。

(2)CT 肺动脉造影(CTPA)。

(3)肺动脉造影。

3.寻找肺血栓栓塞症的成因和危险因素

只要疑诊肺血栓栓塞症,即要明确有无深静脉血栓形成,并安排相关检查尽可能发现其危险因素,并加以预防或采取有效的治疗措施。

(二)急性肺血栓栓塞症临床分型

1.大面积肺栓塞

临床上以休克和低血压为主要表现,即体循环动脉收缩压<12.0 kPa(90 mmHg)或较基础血压下降幅度≥5.3 kPa(40 mmHg),持续 15 分钟以上。需除外新发生的心律失常、低血容量或感染中毒症等其他原因所致的血压下降。

2.非大面积肺栓塞

不符合以上大面积肺血栓栓塞症的标准,即未出现休克和低血压的肺血栓栓塞症。非大面积肺栓塞中有一部分患者属于次大面积肺栓塞,即超声心动图显示右心室运动功能减退或临床上出现右心功能不全。

(三)鉴别诊断

肺血栓栓塞症应与急性心肌梗死、ARDS、肺炎、胸膜炎、支气管哮喘、自发性气胸等鉴别。

六、急诊处理

急性肺血栓栓塞症病情危重的，须积极抢救。

（一）一般治疗

（1）应密切监测呼吸、心率、血压、心电图及血气分析的变化。

（2）要求绝对卧床休息，不要过度屈曲下肢，保持大便通畅，避免用力。

（3）对症处理：有焦虑、惊恐症状的可给予适当使用镇静药；胸痛严重者可给吗啡 5～10 mg 皮下注射，昏迷、休克、呼吸衰竭者禁用。对有发热或咳嗽的给予对症治疗。

（二）呼吸循环支持

对有低氧血症者，给予吸氧，严重者可使用经鼻（面）罩无创性机械通气或经气管插管行机械通气，应避免行气管切开，以免在抗凝或溶栓过程发生不易控制的大出血。

对出现右心功能不全，心排血量下降，但血压尚正常的患者，可予多巴酚丁胺和多巴胺治疗。合并休克者给予增大剂量，或使用其他血管加压药物，如间羟胺、肾上腺素等。可根据血压调节剂量，使血压维持在 12.0/8.0 kPa（90/60 mmHg）以上。对支气管痉挛明显者，应给予氨茶碱 0.25 g 静脉滴注，必要时加地塞米松，同时积极进行溶栓、抗凝治疗。

（三）溶栓治疗

可迅速溶解血栓，恢复肺组织再灌注，改善右心功能，降低死亡率。溶栓时间窗为 14 天，溶栓治疗指征：主要适用于大面积肺栓塞患者，对于次大面积肺栓塞，若无禁忌证也可以进行溶栓；对于血压和右心室运动功能均正常的患者，则不宜溶栓。

1.溶栓治疗的禁忌证

（1）绝对禁忌证：有活动性内出血，近期自发性颅内出血。

（2）相对禁忌证：2 周内的大手术、分娩、器官活检或不能以压迫止血部位的血管穿刺；2 个月内的缺血性脑卒中；10 天内的胃肠道出血；15 天内的严重创伤；1 个月内的神经外科和眼科手术；难以控制的重度高血压；近期曾行心肺复苏；血小板计数低于 100×10^{9}/L；妊娠；细菌性心内膜炎及出血性疾病；严重肝肾功能不全。

对于大面积肺血栓栓塞症，因其对生命的威胁性大，上述绝对禁忌证应视为相对禁忌证。

2.常用溶栓方案

(1)尿激酶 2 小时法：尿激酶 20 000 U/kg 加入 0.9%氯化钠液 100 mL 持续静脉滴注2 小时。

(2)尿激酶 12 小时法：尿激酶负荷量 4 400 U/kg，加入 0.9%氯化钠液20 mL 静脉注射10 分钟，随后以 2 200 U/(kg·h)加入 0.9%氯化钠液 250 mL 持续静脉滴注 12 小时。

(3)重组组织型纤溶酶原激活物 50 mg 加入注射用水 50 mL 持续静脉滴注 2 小时。使用尿激酶溶栓期间不可同用肝素。溶栓治疗结束后，应每 2～4 小时测定部分活化凝血活酶时间，当其水平低于正常值的2 倍，即应开始规范的肝素治疗。

3.溶栓治疗的主要并发症为出血

为预防出血的发生，或发生出血时得到及时处理，用药前要充分评估出血的危险性，必要时应配血，做好输血准备。溶栓前宜留置外周静脉套管针，以方便溶栓中能够取血化验。

(四)抗凝治疗

抗凝治疗可有效地防止血栓再形成和复发，是肺栓塞和深静脉血栓的基本治疗方法。常用的抗凝药物为普通肝素、低分子肝素、华法林。

1.普通肝素

采取静脉滴注和皮下注射的方法。持续静脉泵入法：首剂负荷量 80 U/kg (或 5 000～10 000 U)静脉注射，然后以 18 U/(kg·h)持续静脉滴注。在开始治疗后的最初 24 小时内，每4～6 小时测定 APTT，根据 APTT 调整肝素剂量，尽快使 APTT 达到并维持于正常值的 1.5～2.5 倍(表 4-4)。

表 4-4 根据 APTT 监测结果调整静脉肝素用量的方法

APTT	初始剂量及调整剂量	下次 APTT 测定的间隔时间
测基础 APTT	初始剂量：80 U/kg 静脉注射，然后按 18 U/(kg·h)静脉滴注	4～6 小时
APTT<35 秒	予 80 U/kg 静脉注射，然后增加静脉滴注剂量 4 U/(kg·h)	6 小时
APTT 35～45 秒	予 40 U/kg 静脉注射，然后增加静脉滴注剂量 2 U/(kg·h)	6 小时

续表

APTT	初始剂量及调整剂量	下次 APTT 测定的间隔时间
APTT 46～70 秒	无须调整剂量	6 小时
APTT 71～90 秒	减少静脉滴注剂量 2 U/(kg·h)	6 小时
APTT＞90 秒	停药 1 小时，然后减少剂量 3 U/(kg·h)后恢复静脉滴注	6 小时

2.低分子肝素

采用皮下注射。应根据体重给药，每天 1～2 次。对于大多数患者不需监测 APTT 和调整剂量。

3.华法林

在肝素或低分子肝素开始应用后的第 24～48 小时加用口服抗凝剂华法林，初始剂量为3.0～5.0 mg/d。由于华法林需要数天才能发挥全部作用，因此与肝素需重叠应用 4～5 天，当连续2 天测定的国际标准化比率(INR)达到 2.5(2.0～3.0)时，或 PT 延长至 1.5～2.5 倍时，即可停止使用肝素或低分子肝素，单独口服华法林治疗，应根据 INR 或 PT 调节华法林的剂量。在达到治疗水平前，应每天测定 INR，其后 2 周每周监测 2～3 次，以后根据 INR 的稳定情况每周监测 1 次或更少。若行长期治疗，每 4 周测定 INR 并调整华法林剂量 1 次。

(五)深静脉血栓形成的治疗

70%～90%急性肺栓塞的栓子来源于深静脉血栓形成的血栓脱落，特别是下肢深静脉尤为常见。深静脉血栓形成的治疗原则是卧床、患肢抬高、溶栓(急性期)、抗凝、抗感染及使用抗血小板聚集药等。为防止血栓脱落肺栓塞再发，可于下腔静脉安装滤器，同时抗凝。

七、急救护理

(一)基础护理

为了防止栓子的脱落，患者绝对卧床休息 2 周。如果已经确认肺栓塞的位置应取健侧卧位。避免突然改变体位，禁止搬动患者。肺栓塞栓子 86%来自下肢深静脉，而下肢深静脉血栓者 51%发生肺栓塞。因此有下肢静脉血栓者应警惕肺栓塞的发生。抬高患肢，并高于肺平面 20～30 cm。密切观察患肢的皮肤有无青紫、肿胀、发冷、麻木等感觉障碍。一经发现及时通知医师处理，严禁挤压、热敷、针刺、按摩患肢，防止血栓脱落，造成再次肺栓塞。指导患者进食高蛋白、高维生素、粗纤维、易消化饮食，多饮水，保持大便通畅，避免便秘、咳嗽等，以免增加腹腔压力，影响下肢静脉血液回流。

（二）维持有效呼吸

本组病例 89％患者有低氧血症。给予高流量吸氧，5～10 L/min，均以文丘里面罩或储氧面罩给氧，既能消除高流量给氧对患者鼻腔的冲击所带来的不适，又能提供高浓度的氧，注意及时根据血氧饱和度指数或血气分析结果来调整氧流量。年老体弱或痰液黏稠难以咳出患者，每天给予生理盐水 2 mL 加盐酸氨溴索 15 mg 雾化吸入 2 次。使痰液稀释，易于咳出，必要时吸痰，注意观察痰液的量、色、气味、性质。呼吸平稳后指导患者深呼吸运动，使肺早日膨胀。

（三）加强症状观察

肺栓塞临床表现多样化、无特异性，据报道典型的胸痛、咯血、呼吸困难三联征所占比例不到 1/3，而胸闷、呼吸困难、晕厥、咯血、胸痛等都可为肺栓塞首要症状。因此接诊的护士除了询问现病史外，还应了解患者的基础疾病。目前已知肺栓塞危险因素如静脉血栓、静脉炎、血液黏滞度增加、高凝状态、恶性肿瘤、术后长期静卧、长期使用糖皮质激素等。患者接受治疗后，医师注意观察患者发绀、胸闷、憋气、胸部疼痛等症状有无改善。有 21 例患者胸痛较剧，导致呼吸困难加重，血氧饱和度为 72％～84％，给予加大吸氧浓度，同时氨茶碱 0.25 g＋生理盐水 50 mL 微泵静脉推注 5 mL/h，盐酸哌替啶 50 mg 肌内注射。经以上处理，胸痛、呼吸困难缓解，病情趋于稳定。

（四）监测生命体征

持续多参数监护仪监护，专人特别护理。每 15～30 分钟记录 1 次，严密观察心率、心律、血氧饱和度、血压、呼吸的变化，发现异常及时报告医师，平稳后测 P、R、BP，1 次/小时。

（五）溶栓及抗凝护理

肺栓塞一旦确诊，最有效的方法是用溶栓和抗凝疗法，使栓塞的血管再通，维持有效的循环血量，迅速降低有心前阻力。溶栓治疗最常见的并发症是出血，平均为 5％～7％，致死性出血约为 1％。因此要注意观察有无出血倾向，注意皮肤、黏膜、牙龈及穿刺部位有无出血，是否有咯血、呕血、便血等现象。严密观察患者意识、神志的变化，发现有头痛、呕吐症状，要及时报告医师处理。谨防脑出血的发生。溶栓期间要备好除颤器、利多卡因等各种抢救用品，防止溶栓后血管再通，部分未完全溶解的栓子随血流进入冠状动脉，发生再灌注心律失常。用药期间应监测凝血时间及凝血酶原时间。

（六）注重心理护理

胸闷、胸痛、呼吸困难，易给患者带来紧张、恐惧的情绪，甚至造成濒死感。有文献报道，情绪过于激动也可诱发栓子脱落，因此要耐心指导患者保持情绪的稳定。尽量帮助患者适应环境，接受患者这个特殊的角色，同时向患者讲解治疗的目的、要求、方法，使其对诊疗情况心中有数，减少不必要的猜疑和忧虑。及时取得家属的理解和配合。指导加强心理支持，采取心理暗示和现身说教，帮助患者树立信心，使其积极配合治疗。

第五章

消化内科护理

第一节　急性上消化道出血

一、概论

上消化道出血是指屈氏韧带以上的消化道包括食管、胃、十二指肠、胆管及胰管的出血，胃空肠吻合术后的空肠上段出血也包括在内。大量出血是指短时间内出血量超过 1 000 mL 或达血容量 20%的出血。上消化道出血为临床常见急症，以呕血、黑便为主要症状，常伴有血容量不足的临床表现。

（一）病因

上消化道疾病和全身性疾病均可引起上消化道出血，临床上最常见的病因是消化性溃疡、食管胃底静脉曲张破裂、急性胃黏膜损害及胃癌。糜烂性食管炎、食管贲门黏膜撕裂综合征引起的出血也不少见。其他原因见表 5-1。

表 5-1　上消化道出血的常见病因

食管疾病	食管静脉曲张、食管贲门黏膜撕裂症（Mallory-Weiss 综合征）、糜烂性食管炎、食管癌
胃部疾病	胃溃疡、急性胃黏膜损害、胃底静脉曲张、门脉高压性胃黏膜损害、胃癌、胃息肉
十二指肠疾病	溃疡、十二指肠炎、憩室
邻近器官疾病	胆管出血（胆石症、肝胆肿瘤等）、胰腺疾病（假性囊肿、胰腺癌等）、主动脉瘤破裂入上消化道
全身性疾病	血液病（白血病、血小板减少性紫癜等）、尿毒症、血管性疾病（遗传性出血性毛细血管扩张症等）

（二）诊断

1.临床表现特点

(1)呕血与黑便：是上消化道出血的直接证据。幽门以上出血且出血量大者常表现为呕血。呕出鲜红色血液或血块者表明出血量大、速度快，血液在胃内停留时间短。若出血速度较慢，血液在胃内经胃酸作用后变性，则呕吐物可呈咖啡样。幽门以下出血表现为黑便，但如出血量大而迅速，幽门以下出血也可以反流到胃腔而引起恶心、呕吐，表现为呕血。黑便的颜色取决于出血的速度与肠道蠕动的快慢。粪便在肠道内停留的时间短，可排出暗红色的粪便。反之，空肠、回肠，甚至右半结肠出血，如在肠道中停留时间长，也可表现为黑便。

(2)失血性周围循环衰竭：急性周围循环衰竭是急性失血的后果，其程度的轻重与出血量及速度有关。少量出血可因机体的代偿机制而不出现临床症状。中等量以上出血常表现为头晕、心悸、口渴、冷汗、烦躁及昏厥。体检可发现面色苍白、皮肤湿冷、心率加快、血压下降。大量出血者可在黑便排出前出现晕厥与休克，应与其他原因引起的休克鉴别。老年人大量出血可引起心、脑方面的并发症，应引起重视。

(3)氮质血症：上消化道出血后常出现血中尿素氮浓度升高，24～28 小时达高峰，一般不超过 14.3 mmol/L，3～4 天降至正常。若出血前肾功能正常，出血后尿素氮浓度持续升高或下降后又再升高，应警惕继续出血或止血后再出血的可能。

(4)发热：上消化道出血后，多数患者在 24 小时内出现低热，但一般不超过 38 ℃，持续 3～4 天降至正常。引起发热的原因尚不清楚，可能与出血后循环血容量减少，周围循环障碍，导致体温调节中枢的功能紊乱，再加以贫血的影响等因素有关。

2.实验室及其他辅助检查特点

(1)血常规：红细胞及血红蛋白在急性出血后 3～4 小时开始下降，血细胞比容也下降。白细胞稍有反应性升高。

(2)隐血试验：呕吐物或黑便隐血反应呈强阳性。

(3)血尿素氮：出血后数小时内开始升高，24～28 小时内达高峰，3～4 天降至正常。

3.诊断与鉴别诊断

根据呕血、黑便和血容量不足的临床表现，以及呕吐物、黑便隐血反应呈强阳性，红细胞计数和血红蛋白浓度下降的实验室证据，可做出消化道出血的诊断。下面几点在临床工作中值得注意。

(1)上消化道出血的早期识别:呕血及黑便是上消化道出血的特征性表现,但应注意部分患者在呕血及黑便前即出现急性周围循环衰竭的征象,应与其他原因引起的休克或内出血鉴别。及时进行直肠指检可较早发现尚未排出体外的血液,有助于早期诊断。

呕血和黑便应和鼻出血、拔牙或扁桃体切除术后吞下血液鉴别,通过询问发病过程与手术史不难加以排除。进食动物血液、口服铁剂、铋剂及某些中药,也可引起黑色粪便,但均无血容量不足的表现与红细胞、血红蛋白降低的证据,可以借此加以区别。呕血有时尚需与咯血鉴别,支持咯血的要点是:①患者有肺结核、支气管扩张、肺癌、二尖瓣狭窄等病史。②出血方式为咯出,咯出物呈鲜红色,有气泡与痰液,呈碱性。③咯血前有咳嗽、喉痒、胸闷、气促等呼吸道症状。④咯血后通常不伴黑便,但仍有血丝痰。⑤胸部X线片通常可发现肺部病灶。

(2)出血严重程度的估计:由于出血大部分积存于胃肠道,单凭呕出或排出量估计实际出血量是不准确的。根据临床实践经验,下列指标有助于估计出血量。出血量每天超过5 mL时,粪便隐血试验则可呈阳性;当出血量超过60 mL,可表现为黑便;呕血则表示出血量较大或出血速度快。若出血量在500 mL以内,由于周围血管及内脏血管的代偿性收缩,可使重要器官获得足够的血液供应,因而症状轻微或者不引起症状。若出血量超过500 mL,可出现全身症状,如头晕、心悸、乏力、出冷汗等。若短时间内出血量>1 000 mL,或达全身血容量的20%时,可出现循环衰竭表现,如四肢厥冷、少尿、晕厥等,此时收缩压可<12.0 kPa(90 mmHg)或较基础血压下降25%,心率>120次/分,血红蛋白<70 g/L。事实上,当患者体位改变时出现血压下降及心率加快,说明患者血容量明显不足、出血量较大。因此,仔细测量患者卧位与直立位的血压与心率,对估计出血量很有帮助。另外,应注意不同年龄与体质的患者对出血后血容量不足的代偿功能相差很大,因而相同出血量在不同患者引起的症状也有很大差别。

(3)出血是否停止的判断:上消化道出血经过恰当的治疗,可于短时间内停止出血。但由于肠道内积血需经数天(3天)才能排尽,因此不能以黑便作为判断继续出血的指征。临床上出现以下情况应考虑继续出血的可能:①反复呕血,或黑便次数增多,粪质转为稀烂或暗红。②周围循环衰竭经积极补液输血后未见明显改善。③红细胞计数、血红蛋白测定与血细胞比容继续下降,网织红细胞持续增高。④在补液与尿量足够的情况下,血尿素氮持续或再次增高。

一般来讲,一次出血后48小时以上未再出血,再出血的可能性较小。而过去有多次出血史，本次出血量大或伴呕血，24 小时内反复大出血，出血原因为食管胃底静脉曲张破裂、有高血压病史或有明显动脉硬化者，再出血的可能性较大。

(4)出血的病因诊断：过去病史、症状与体征可为出血的病因诊断提供重要线索，但确诊出血原因与部位需靠器械检查。①内镜检查：是诊断上消化道出血最常用与准确的方法。出血后24～48 小时内的紧急内镜检查价值更大，可发现十二指肠降部以上的出血灶，尤其对急性胃黏膜损害的诊断更具意义，因为该类损害可在几日内愈合而不留下痕迹。有报道，紧急内镜检查可发现 90%的出血原因。在紧急内镜检查前需先补充血容量，纠正休克。一般认为，患者收缩压＞12.0 kPa(90 mmHg)、心率＜110 次/分、血红蛋白浓度≥70 g/L 时，进行内镜检查较为安全。若有活动性出血，内镜检查前应先插鼻胃管，抽吸胃内积血，并用生理盐水灌洗至抽吸物清亮，然后拔管行胃镜检查，以免积血影响观察。②X 线钡餐检查：上消化道出血患者何时行钡餐检查较合适，各家有争论。早期活动性出血期间胃内积血或血块影响观察，且患者处于危急状态，需要进行输血、补液等抢救措施而难以配合检查。早期行 X 线钡餐检查还有引起再出血之虞，因此目前主张 X 线钡餐检查最好的出血停止和病情稳定数天后进行。③选择性腹腔动脉造影：若上述检查未能发现出血部位与原因，可行选择性肠系膜上动脉造影。若有活动性出血，且出血速度＞0.5 mL/min时，可发现出血病灶。可同时行栓塞治疗而达到止血的目的。④胶囊内镜：用于常规胃、肠镜检查无法找到出血灶的原因未明消化道出血患者，是近年来主要用于小肠疾病检查的新技术。国内外已有较多胶囊内镜用于不明原因消化道出血检查的报道，病灶检出率为50%～75%，显性出血者病变检出率高于隐性出血者。胶囊内镜检查的优点是无创、患者容易接受，可提示活动性出血的部位。缺点是胶囊内镜不能操控，对病灶的暴露有时不理想，也不能取病理活检。⑤小肠镜：推进式小肠镜可窥见 Treitz 韧带远端约 100 cm 的空肠，对不明原因消化道出血的病因诊断率可达40%～65%。该检查需用专用外套管，患者较痛苦，有一定的并发症发生率。近年应用于临床的双气囊小肠镜可检查全小肠，大大提高了不明原因消化道出血的病因诊断率。据国内外报道，双气囊全小肠镜对不明原因消化道出血的病因诊断率在 60%～77%。双气囊全小肠镜的优势在于能够对可疑病灶进行仔细观察、取活检，且可进行内镜下止血治疗，如氩离子凝固术、注射止血术或息肉切除术等。对原因未明的消化道出血患者有条件的医院应尽早行全小肠镜检查。⑥放射性核素 ^{99m}Tc标记红细胞扫描：注射 ^{99m}Tc标记红细胞后，连续扫描

10～60 分钟，如发现腹腔内异常放射性浓聚区则视为阳性。可依据放射性浓聚区所在部位及其在胃肠道的移动来判断消化道出血的可能部位，适用于怀疑小肠出血的患者，也可作为选择性腹腔动脉造影的初筛方法，为选择性动脉造影提供依据。

(三)治疗

上消化道出血病情急，变化快，严重时可危及患者生命，应采取积极措施进行抢救。这里叙述各种病因引起的上消化道出血的治疗的共同原则，其不同点在随后各节中分别叙述。

1.抗休克

上消化道出血的初步诊断一经确立，则抗休克、迅速补充血容量应放在一切医疗措施的首位，不应忙于进行各种检查。可选用生理盐水、林格液、右旋糖酐或其他血浆代用品。出血量较大者，特别是出现循环衰竭者，应尽快输入足量同型浓缩红细胞或全血。出现下列情况时有紧急输血指征：①患者改变体位时出现晕厥。②收缩压<12.0 kPa(90 mmHg)。③血红蛋白浓度<70 g/L。对于肝硬化食管胃底静脉曲张破裂出血者应尽量输入新鲜血，且输血量适中，以免门静脉压力增高导致再出血。

2.迅速提高胃内酸碱度(pH)

当胃内 pH 提高至 5 时，胃内胃蛋白酶原的激活明显减少，活性降低。而 pH 升高至 7 时，则胃内的消化酶活性基本消失，对出血部位凝血块的消化作用消失，起到协助止血的作用。自身消化作用的减弱或消失，对溃疡或破损部位的修复也起促进作用，有利于出血病灶的愈合。

3.止血

根据不同的病因与具体情况，因地制宜选用最有效的止血措施。

4.监护

严密监测病情变化，患者应卧床休息，保持安静，保持呼吸道通畅，避免呕血时血阻塞呼吸道而引起窒息。严密监测患者的生命体征，如血压、脉搏、呼吸、尿量及神志变化。观察呕血及黑便情况，定期复查红细胞数、血红蛋白浓度、血细胞比容。必要时行中心静脉压测定。对老年患者根据具体情况进行心电监护。

留置鼻胃管可根据抽吸物颜色监测胃内出血情况，也可通过胃管注入局部止血药物，有助于止血。

二、消化性溃疡出血

胃及十二指肠溃疡出血占全部上消化道出血病因的 50%左右。

(一)诊断

(1)根据本病的慢性过程、周期性发作及节律性上腹痛,一般可做出初步诊断。出血前上腹部疼痛常加重,出血后可减轻或缓解。应注意15%患者可无上腹痛病史,而以上消化道出血为首发症状。也有部分患者虽有上腹部疼痛症状,但规律性并不明显。

(2)胃镜检查常可发现溃疡灶。对无明显病史、诊断疑难或有助于治疗时,应争取行紧急胃镜检查。若有胃镜检查禁忌证或无条件行胃镜检查,可于出血停止后数天行X线钡餐检查。

(二)治疗

治疗原则与上述相同。一般少量出血经适当内科治疗后可于短期内止血,大量出血则应引起高度重视,宜采取综合治疗措施。

1.饮食

目前不主张过分严格的禁食。若患者无呕血或明显活动性出血的征象,可予流质饮食,并逐渐过渡到半流质饮食。但若患者有频繁呕血或解稀烂黑便,甚至暗红色血便,则主张暂时禁食,直至活动性出血停止才予进食。

2.提高胃内pH的措施

主要措施是静脉内使用抑制胃酸分泌的药物。静脉使用质子泵抑制剂如奥美拉唑首剂80 mg,然后每12小时40 mg维持。国外有报道首剂注射80 mg后以每小时8 mg的速度持续静脉滴注,认为可稳定提高胃内pH,提高止血效果。当活动性出血停止后,可改口服治疗。

3.内镜下止血

内镜下止血是溃疡出血止血的首选方法,疗效肯定。常用方法包括注射疗法,在出血部位附近注射1∶10 000肾上腺素溶液,热凝固方法(电极、热探头、氩离子凝固术等)。目前主张首选热凝固疗法或联合治疗,即注射疗法加热凝固方法,或止血类加注射疗法。可根据条件及医师经验选用。

4.手术治疗

经积极内科治疗仍有活动性出血者,应及时邀请外科医师会诊。手术治疗仍是消化性溃疡出血治疗的有效手段,其指征为:①严重出血经内科积极治疗仍不止血,血压难以维持正常,或血压虽已正常,但又再次大出血的。②以往曾有多次严重出血,间隔时间较短后又再次出血的。③合并幽门梗阻、穿孔,或疑有癌患者。

三、食管胃底静脉曲张破裂出血

此为上消化道出血常见病因，出血量往往较大，病情凶险，病死率较高。

(一)诊断

(1)起病急，出血量往往较大，常有呕血。

(2)有慢性肝病史。若发现黄疸、蜘蛛痣、肝掌、腹壁静脉曲张、脾脏肿大、腹水等有助于诊断。

(3)实验室检查可发现肝功能异常，特别是白/球蛋白比例倒置、凝血酶原时间延长、血清胆红素增高。血常规检查有红细胞、白细胞及血小板减少等脾功能亢进表现。

(4)胃镜检查或食管吞钡检查发现食管静脉曲张。

值得注意的是，有不少的肝硬化消化道出血原因不是食管胃底静脉曲张破裂出血所致，而是急性胃黏膜糜烂或消化性溃疡。急诊胃镜检查对出血原因部位的诊断具有重要意义。

(二)治疗

除按前述紧急治疗、输液及输血抗休克、使用抑制胃酸分泌药物外，下列方法可根据具体情况选用。

1.药物治疗

药物治疗是各种止血治疗措施的基础，在建立静脉通路后即可使用，为后续的各种治疗措施创造条件。

(1)生长抑素及其类似品：可降低门静脉压力。国内外临床试验表明，该类药物对控制食管胃底曲张静脉出血有效，止血有效率在70%～90%，与气囊压迫相似。目前供应临床使用的有14肽生长抑素，用法是首剂250 μg静脉注射，继而3 mg加入5%葡萄糖液500 mL中，250 μg/h连续静脉滴注，连用3～4天。因该药半减期短，若输液中断超过3分钟，需追加250 μg静脉注射，以维持有效的血药浓度。奥曲肽是一种合成的8肽生长抑素类似物，具有与14肽相似的生物学活性，半减期较长。其用法是奥曲肽首剂100 μg静脉注射，继而600 μg，加入5%葡萄糖液500 mL中，以25～50 μg/h速度静脉滴注，连用3～4天。生长抑素治疗食管静脉曲张破裂出血止血率与气囊压迫相似，其最大的优点是无明显的不良反应。在硬化治疗前使用有利于减少活动性出血，使视野清晰，便于治疗。硬化治疗后再静脉滴注一段时间可减少再出血的机会。

(2)血管升压素：作用机制是通过对内脏血管的收缩作用，减少门静脉血流量，降低门静脉及其侧支的压力，从而控制食管、胃底静脉曲张破裂出血。目前推荐的疗法是 0.2 U/min，持续静脉滴注，视治疗反应，可逐渐增加剂量，至 0.4 U/min。如出血得到控制，应继续用药 8～12 小时，然后停药。如果治疗 4～6 小时后仍不能控制出血，或出血一度中止而后又复发，应及时改用其他疗法。由于血管升压素具有收缩全身血管的作用，其不良反应包括血压升高、心动过缓、心律失常、心绞痛、心肌梗死、缺血性腹痛等。

目前主张在使用血管升压素同时使用硝酸甘油，以减少前者引起的全身不良反应，取得良好效果，尤以有冠心病、高血压病史者效果更好。具体用法是在应用血管升压素后，舌下含服硝酸甘油 0.6 mg，每 30 分钟 1 次。也有主张使用硝酸甘油 40～400 μg/min 静脉滴注，根据患者血压调整剂量。

2.内镜治疗

(1)硬化栓塞疗法(EVS)：在有条件的医疗单位，EVS 为当今控制食管静脉曲张破裂出血的首选疗法。多数报道，EVS 紧急止血成功率超过 90%，EVS 治疗组出血致死率较其他疗法明显降低。

1)适应证：一般来说，不论什么原因引起的食管静脉曲张破裂出血，均可考虑行 EVS，下列情况下更是 EVS 的指征：重度肝功能不全、储备功能低下如 Child C 级、低血浆蛋白质、血清胆红素升高的患者；合并有心、肺、脑、肾等重要器官疾病而不宜手术者；合有预后不良或无法切除之恶性肿瘤者，尤以肝癌为常见；已行手术治疗而再度出血，不可再次手术治疗，而常规治疗无效者；经保守治疗(包括三腔二囊管压迫)无效者。

2)禁忌证：有效血容量不足，血循环状态尚不稳定者；正在不断大量呕血者，因为行 EVS 可造成呼吸道误吸，加上视野不清也无法进行治疗操作；已濒临呼吸衰竭者，由于插管可加重呼吸困难，甚至呼吸停止；肝性脑病或其他原因意识不清无法合作者；严重心律失常或新近发生心肌梗死者；出血倾向严重，虽然内科纠正治疗，但仍远未接近正常者；长期用三腔二囊管压迫，可能造成较广泛的溃疡及坏死者，EVS 疗效常不满意。

3)硬化剂的选择：常用的硬化剂有下列几种。①乙氧硬化醇(AS)：主要成分为表面麻醉剂polidocanol与乙醇，AS 的特点是对组织损伤作用小，有较强的致组织纤维作用，黏度低，可用较细的注射针注入，是一种比较安全的硬化剂。AS 可用于血管旁与血管内注射，血管旁每点 2～3 mL，每条静脉内4～5 mL，每次总量不超过 30 mL。②乙醇胺油酸酯(EO)：以血管内注射为主，因可引起较明显的组织损害，每条静脉内不超过5 mL，血管旁每点不超过 3 mL，每次总量不超过20 mL。③十四羟基硫酸钠(TSS):据报道硬化作用较强,止血效果好,用于血管内注射。④纯乙醇:以血管内注射为主,每条静脉不超过 1 mL,血管外每点不超过 0.6 mL。⑤鱼肝油酸钠:以血管内注射为主,每条静脉 2～5 mL,总量不超过 20 mL。

4)术前准备:补充血容量,纠正休克;配血备用;带静脉补液进入操作室;注射针充分消毒,检查内镜、注射针、吸引器性能良好;最好使用药物先控制出血,使视野清晰,便于选择注射点。

5)操作方法:按常规插入胃镜,观察曲张静脉情况,确定注射部位。在齿状线上 2～3 cm 穿刺出血征象和出血最明显的血管,注入适量(根据不同硬化剂决定注射量)硬化剂。每次可同时注射 1～3 条血管,但应在不同平面注射(相隔 3 cm),以免引起术后吞咽困难。也有人同时在出血静脉或曲张最明显的静脉旁注射硬化剂,以达到直接压迫作用,继而化学性炎症、血管旁纤维结缔组织增生,使曲张静脉硬化。每次静脉注射完毕后退出注射针,用附在镜身弯曲部的止血气囊或直接用镜头压迫穿刺点 1 分钟,以达到止血的目的。若有渗血,可局部喷洒凝血酶或 25%孟氏液,仔细观察无活动性出血后出镜。

6)术后治疗:术后应继续卧床休息,密切注意出血情况,监测血压等生命指征,禁食 24 小时,补液,酌情使用抗生素,根据病情继续使用降低门静脉压力的药物。首次治疗止血成功后,应在 1～2 周后进行重复治疗,直至曲张静脉完全消失或只留白色硬索状血管,多数患者施行3～5 次治疗后可达到此目的。

7)并发症。①出血:在穿刺部位出现渗血或喷血,可在出血处再补注 1～2 针,可达到止血作用。②胸痛、胸腔积液和发热:可能与硬化剂引起曲张静脉周围炎症、管溃疡、纵隔炎、胸膜炎的发生有关。③食管溃疡和狭窄。④胃溃疡及出血性胃炎:可能与 EVS 后胃血流淤滞加重、应激、从穿刺点溢出的硬化剂对胃黏膜的直接损害有关。

(2)食管静脉曲张套扎术(EVL):适应证、禁忌证与 EVS 大致相同。其操作要点是在内镜直视下把曲张静脉用负压吸引入附加在内镜前端特制的内套管中,然后通过牵拉引线,使内套管沿外套管回缩,把原放置在内套管上的特制橡皮圈套入已被吸入内套管内的静脉上,阻断曲张静脉的血流,起到与硬化剂栓塞相同的效果。每次可套扎 5～10 个部位。和 EVS 相比,两者止血率相近,可达 90%左右。其优点是 EVL 不引起注射部位出血和系统并发症,值得进一步推广。

3.三腔二囊管

三腔二囊管压迫是传统的有效止血方法，其止血成功率在44%～90%，由于存在一定的并发症，目前大医院已较少使用。主要用于药物效果不佳，暂时无法进行内镜治疗者，也适用于基层单位不具备内镜治疗的技术或条件者。

(1)插管前准备：①向患者说明插管的必要性与重要性，取得其合作。②仔细检查三腔管各通道是否通畅，气囊充气后做水下检查有无漏气，同时测量气囊充气量，一般胃囊注气200～300 mL[用血压计测定内压，以5.3～6.7 kPa(40～50 mmHg)为宜]，食管囊注气150～200 mL[压力以4.0～5.3 kPa(30～40 mmHg)为宜]，同时要求注气后气囊膨胀均匀，大小、张力适中，并做好各管刻度标记。③插管时若患者能忍受，最好不用咽部麻醉剂，以保存喉头反射，防止吸入性肺炎。

(2)正确的气囊压迫：插管前先测知胃囊上端至管前端的距离，然后将气囊完全抽空，气囊与导管均外涂液体石蜡，通过鼻孔或口腔缓缓插入。当至50～60 cm刻度时，套上50 mL注射器从胃管作回抽。如抽出血性液体，表示已到达胃腔，并有活动性出血。先将胃内积血抽空，用生理盐水冲洗。然后用注射器注气，将胃气囊充气200～300 mL，再将管轻轻提拉，直到感到管子有弹性阻力时，表示胃气囊已压于胃底贲门部，此时可用宽胶布将管子固定于上唇一侧，并用滑车加重量500 g(如500 mL生理盐水瓶加水250 mL)牵引止血。定时抽吸胃管，若不再抽出血性液体，说明压迫有效，此时可继续观察，不用再向食管囊注气。否则应向食管囊充气150～200 mL，使压力维持在4.0～5.3 kPa(30～40 mmHg)，压迫出血的食管曲张静脉。

(3)气囊压迫时间：第一个24小时可持续压迫，定时监测气囊压力，及时补充气体。每1～2小时从胃管抽吸胃内容物，观察出血情况，并可同时监测胃内pH。压迫24小时后每间隔6小时放气1次，放气前宜让患者吞入液体石蜡15 mL，润滑食管黏膜，以防止囊壁与黏膜黏附。先解除牵拉的重力，抽出食管囊气体，再放胃囊气体，也有人主张可不放胃囊气体，只需把三腔管向胃腔内推入少许则可解除胃底黏膜压迫。每次放气观察15～30分钟后再注气压迫。间歇放气的目的在于改善局部血循环，避免发生黏膜坏死糜烂。出血停止24小时后可完全放气，但仍将三腔管保留于胃内，再观察24小时，如仍无再出血方可拔出。一般三腔二囊管放置时间以不超过72小时为宜，也有报告长达7天而未见黏膜糜烂者。

(4)拔管前后注意事项：拔管前先给患者服用液体石蜡15～30 mL，然后抽空2个气囊中的气体,慢慢拔出三腔二囊管。拔管后仍需禁食1天,然后给予温流质饮食,视具体情况再逐渐过渡到半流质和软食。

三腔二囊管如使用不当,可出现以下并发症:①曲张静脉糜烂破裂。②气囊脱出阻塞呼吸道引起窒息。③胃气囊进入食管导致食管破裂。④食管和/或胃底黏膜因受压发生糜烂。⑤呕吐反流引起吸入性肺炎。⑥气囊漏气使止血失败,若不注意观察可继续出血引起休克。

4.经皮经颈静脉肝穿刺肝内门体分流术(TIPS)

TIPS是影像学X线监视下的介入治疗技术。通过颈静脉插管到达肝静脉,用特制穿刺针穿过肝实质,进入门静脉。放置导线后反复扩张,最后在这个人工隧道内置入1个可扩张的金属支架,建立人工瘘管,实施门体分流,降低门静脉压力,达到治疗食管胃底曲张静脉破裂出血的目的。TIPS要求有相当的设备与技术,费用昂贵,推广普及尚有困难。

5.手术治疗

大出血时有效循环血量骤降,肝供血量减少,可导致肝功能进一步的恶化,患者对手术的耐受性低,急症分流术死亡率达15%～30%,断流术死亡率达7.7%～43.3%。因此,在大出血期间应尽量采用各种非手术治疗,若不能止血才考虑行外科手术治疗。急症手术原则上采取并发症少、止血效果确切及简易的方法,如食管胃底曲张静脉缝扎术、门-奇静脉断流术等。待出血控制后再行择期手术,如远端脾-肾静脉分流术等,以解决门静脉高压问题,预防再出血。

四、其他原因引起的上消化道出血

(一)急性胃黏膜损害

本病是以一组胃黏膜糜烂或急性溃疡为特征的急性胃黏膜表浅性损害,常引起急性出血。主要包括急性出血性糜烂性胃炎和应激性溃疡,是上消化道出血的常见病因。

1.病因

(1)服用非甾体抗炎药(阿司匹林、吲哚美辛等)。

(2)大量酗烈性酒。

(3)应激状态(大面积烧伤、严重创伤、脑血管意外、休克、败血症、心肺功能不全等)。

2.诊断

(1)具备上述病因之一者。

(2)出血后24～48小时内急诊胃镜检查发现胃黏膜(以胃体为主)多发性糜烂或急性浅表小溃疡;有时可见活动性出血。

3.治疗

本病以内科治疗为主。一般急救措施及补充血容量、抗休克与前述相同。本病的治疗要点如下。

(1)迅速提高胃内pH,以减少H^+反弥散,降低胃蛋白酶活力,防止胃黏膜自身消化,帮助凝血。可选用质子泵抑制剂如奥美拉唑或潘妥拉唑。

(2)内镜下直视止血:包括出血部位的注射疗法、电凝止血或局部喷洒止血药(凝血酶或去甲肾上腺素溶液等)。

(3)手术治疗:应慎重考虑,因本病病变范围广泛,加上手术本身也是一种应激。对经内科积极治疗无效、出血量大者可考虑手术治疗。

(二)胃癌出血

胃癌一般为持续小量出血,急性大量出血者占20%～25%,对中年以上男性患者,近期内出现上腹部疼痛或原有疼痛规律消失,食欲下降,消瘦,贫血程度与出血量不符者,应警惕胃癌出血的可能。内镜、活检或X线钡餐检查可明确诊断。治疗方法是补充血容量后及早手术治疗。

(三)食管贲门黏膜撕裂综合征

由于剧烈干呕、呕吐或可致腹腔内压力骤增的其他原因,造成食管贲门部黏膜及黏膜下层撕裂并出血。本病为上消化道出血的常见病因之一,约占上消化道出血病因的10%,部分患者可致严重出血。急诊内镜检查是确诊的最重要方法,镜下可见纵向撕裂,长3～20 mm,宽2～3 mm,大多为单个裂伤,以右侧壁最多,左侧壁次之,可见到病灶渗血或有血痂附着。

治疗上除按一般上消化道出血原则治疗外,可在内镜下使用钛夹、电凝、注射疗法等。使用抑制胃酸分泌药物可减少胃酸反流,促进止血与损伤组织的修复。

(四)胆管出血

本病是指胆管或流入胆管的出血,可分为肝内型和肝外型出血。肝内型出血多为肝外伤、肝脏活检、PTC、感染和中毒后肝坏死、血管瘤、恶性肿瘤、肝动脉栓塞等病因所致。肝外型出血多为胆结石、胆管蛔虫、胆管感染、胆管肿瘤、经内镜胆管逆行造影下十二指肠乳头括约肌切开术后、T管引流等引起。

1.诊断

(1)有上述致病因素存在,临床上出现三大症状:消化道出血、胆绞痛及黄疸。

(2)经内镜检查未发现食管和胃内的出血病变,而十二指肠乳头部有血液或血块排出,即可确认胆管出血。必要时可行 ERCP、PTC、选择性动脉造影、腹部探查中的胆管造影、术中胆管镜直视检查等,均有助于确诊。

2.治疗

首先要查明原发疾病,只有原发病查明后才能制定正确的治疗方案。轻度的胆管出血,一般可用保守疗法止血,急性胆管大出血则应及时手术治疗。除按上述一般紧急治疗、输液及输血、止血药物使用外,以下措施应着重进行。

(1)病因治疗。①控制感染:由于肝内或胆管内化脓性感染所引起的出血,控制感染至关重要,可选用肝胆管系统内浓度较高的抗生素,如头孢菌素类、喹诺酮类等抗生素静脉滴注,可联合两种以上抗生素。②驱蛔治疗:由胆管蛔虫引起者,主要措施是驱蛔、防治感染、解痉镇痛。在内镜直视下钳取嵌顿在壶腹内的蛔虫是一种有效措施。

(2)手术治疗。有下列情况可考虑手术治疗:①持续胆管大出血,经各种治疗仍血压不稳,休克未能有效控制者。②反复的胆管出血,经内科积极治疗无效者。③肝内或肝外有需要外科手术治疗的病变存在者。

五、急救护理

(一)护理目标

(1)保持呼吸道通畅,防止窒息。

(2)保障快速补充血容量,维护血流动力学稳定,抢救生命。

(3)保障及时应用止血药物。

(4)保障三腔二囊管压迫止血安全、有效。

(5)维护患者舒适。

(二)护理措施

1.保持呼吸道通畅,防止窒息

发现卧床患者发生大呕血时,立即帮助其取头高侧卧位,患者取俯卧位呕吐时用手托扶其前额,防止大量血液涌入鼻腔或气道导致窒息。必要时用吸引器及时清除呼吸道、口、鼻咽部的呕吐物和血液。

2.维护血流动力学和生命体征稳定

(1)建立有效的静脉通道立即穿刺体表大静脉,开通2条静脉通道,连接三通接头。根据医嘱输注晶体液生理盐水、林格液等来进行最初的容量补充,同时送血标本检验血型、交叉配血等。待静脉充盈后在近端行留置针穿刺,多条通路补液,有休克者中心静脉置管,尽快补充血容量,纠正低血压休克。输液、输血速度开始要快,待血压回升后,根据血压、中心静脉压、尿量和患者心肺功能而定。大量输血前应加温使低温库存血接近体温时再输入,防止快速大量输入导致患者寒战等不良反应。输液、输血时保持通畅,管道连接处连接紧密,防止脱落。意识不清躁动者应安全约束,防止拔管。

(2)呕血暂停后,嘱患者绝对安静卧床休息,严禁自行下床以防晕厥。给予吸氧,禁饮食。休克患者平卧位,下肢抬高30°。

(3)监测患者血压、心率、呼吸等生命体征,老年或休克患者进行心电监护、中心静脉压测定。密切观察患者表情、意识、皮肤色泽、温度与湿度。留置导尿管,记录24小时出入量和每小时出入量。遵医嘱定期抽取标本检测血红蛋白、红细胞、白细胞、血小板计数、肝肾功能、电解质及血氨分析等。

(4)正确估计和记录出血量(呕血及便血):一般出现临床症状时失血已超过500 mL;超过1 000 mL的失血导致血压下降和脉速,如由仰卧位到直立位时,收缩压可下降1.3～2.7 kPa(10～20 mmHg),脉搏增加20次/分或更多;超过2 000 mL的急性出血常表现为临床休克,患者烦躁不安、面色苍白、脉搏细速,冷汗,收缩压低于12.0 kPa(90 mmHg)。

3.三腔二囊管压迫止血的护理

对出血病因明确,肝硬化门脉高压致食管-胃底静脉曲张破裂出血者,护士要做好三腔二囊管压迫止血的物品准备,加强护理与观察,保障疗效,杜绝因护理不当而造成的危害和意外。

(1)检查气囊是否完好,有无漏气、偏心。置管后妥善固定,导管贴近鼻翼处要以脱脂棉衬垫,避免压伤局部皮肤。标记刻度,注意检查胃囊及食管囊压力,一般胃囊压力4.9～6.0 kPa(37～45 mmHg),食管囊压力3.0～4.0 kPa(22.5～30 mmHg)。每12小时放气10分钟,防止黏膜压迫坏死。抢救车上备剪刀,以备在胃囊意外滑出时迅速剪断胃管放气,防止堵塞咽喉引起窒息或造成急性食管损伤等意外危险。

(2)观察止血效果。置管后定时抽胃内容物,必要时用生理盐水加止血药灌洗,观察抽出液的颜色,判断止血效果。连续抽出鲜血者,表明止血效果不好,应及时报告医师处理，可增加气囊气量。

(3)保持口腔清洁，每天口腔护理 3 次。及时吸尽咽喉分泌物，防止吸入性肺炎。三腔二囊管放置时间不宜超过 48 小时，否则食管、胃底受压迫时间过长发生溃烂、坏死。患者翻身、大小便等活动后注意检查三腔二囊管有无脱出或移位。

(4)如出血已停止，可先排空食管气囊，后排空胃气囊，再观察 12～16 小时，如再出血可随时再次压迫止血。拔管前，先给患者口服液体石蜡 15～20 mL，然后缓慢慢将管拔出，擦拭面部，帮助患者漱口。

4.止血药物的应用及护理

(1)静脉用药制酸剂应现配现用，保证疗效，使胃内 pH>6 为最佳止血效果；垂体后叶素常用于食管-胃底静脉曲张破裂出血，应用时应逐步调整剂量，剂量过大可导致头痛、腹痛、排便次数增加，也可引起心肌缺血诱发心肌梗死等。输液时要加强巡视，并严防药液外渗导致皮肤坏死，一旦发生渗出，立即给予局部封闭治疗；常用降门静脉压的药物善宁、生长抑素，因半衰期短，中断 5 分钟后即需要再次给予冲击量，因此需用输液泵匀速泵入，防止中断，以免影响疗效和增加患者费用。该类药物用药速度过快、浓度过大可引起恶心、呕吐，诱发再次出血。

(2)胃管用药冰盐水洗胃或注入孟氏液、凝血酶等止血药物，注意防止呛咳、误吸和窒息。

5.药物治疗无效时，配合医师做好急诊内镜治疗和手术准备

(1)术前向患者及家属做好解释工作，讲明胃镜下止血的必要性及可能出现的问题。询问患者药物过敏史。舌咽部黏膜麻醉，用丁卡因喷咽喉部 2～3 次。

(2)术中配合准备冰生理盐水 50～60 mL 加去甲肾上腺素 6 mg、凝血酶 2 000 U加冰生理盐水20 mL，用于经内镜注入胃内。介入治疗过程中，随时严密观察病情，注意生命体征变化。

(3)术后护理术后应继续观察出血情况。用生理盐水漱口，清洁口腔，去除口腔内积血及麻醉药，防止误吸入气管。禁食、禁饮 2 小时，防止因口咽部感觉迟钝导致呛咳。2 小时后若病情平稳，可进温凉流质饮食。若病情严重则禁食 24～72 小时。

6.预防感染并发症

严格无菌技术操作，中心静脉置管处每天用碘伏消毒、更换无菌敷料，观察局部有无红肿、渗液等。每天更换输液器和三通接头；意识不清者，每 2 小时翻身 1 次，防止皮肤损伤，翻身时注意防止胃管等脱出。

7.维护患者舒适

呕血后帮助患者漱口或做口腔护理，擦净皮肤、地面的血迹，更换被服，及时倾倒容器内的污物，病室通风，保持空气清洁、无异味。帮助患者取舒适的治疗体位。抢救过程中要保持安静，操作准确、轻巧，尽量减少患者痛苦。

8.心理护理

消化道大出血患者见到排出大量鲜血会产生紧张、恐惧心理，不利于止血和休克的治疗。护士要陪伴、安抚和支持患者。尽快清除血迹，避免不良刺激。实施检查治疗前，向患者说明目的、过程、配合要点等，尽量减轻因强烈的不确定感带来的恐惧。

第二节　急性出血性坏死性肠炎

急性出血性坏死性肠炎是由产生B毒素的C型产气荚膜梭状芽胞杆菌感染所致的肠道急性炎症，病变主要累及空、回肠，偶尔累及十二指肠、结肠。夏秋季发病多见，儿童多发，其次为青少年，常见于食用变质肉食之后。

一、诊断

(一)急性腹痛

突发性左上腹、脐周疼痛，阵发性绞痛，逐渐转为持续性腹痛伴阵发性加重，常伴有恶心、呕吐，病情严重者局部有压痛、反跳痛与腹肌紧张。

(二)腹泻及便血

每天腹泻数次，有时达10次以上，初为糊状，带有粪质，继而发展为果酱样、鲜红或暗红色血便，具有腥臭味，有时混有腐肉状坏死黏膜。发生肠麻痹时可无腹泻，但肛门指检时可发现血便。

(三)发热

体温可达38～39 ℃，甚至40 ℃，伴有畏寒、乏力，白细胞计数升高，明显核左移，不同程度贫血。

(四)毒血症状

面色苍白、冷汗、口唇发绀，甚至谵语、嗜睡及休克。并有明显腹胀、肠麻痹，幼儿可出现高热抽搐。

(五)检查

大便镜检可见大量红、白细胞,需做厌氧菌培养。腹部平片见小肠胀气、肠腔扩张、肠间隙增宽,坏死肠段可呈不规则致密阴影团。

二、治疗

绝大多数内科治疗后康复,甚少复发。

(一)非手术治疗

1.一般治疗

禁食、休息,待呕吐停止、便血减少、腹痛减轻予流质饮食,逐步过渡至正常饮食。

2.支持疗法

输血、补液、补充清蛋白、各种维生素。注意水、电解质平衡。

3.抗休克

补充血容量,纠正酸中毒,酌情应用血管活性药物间羟胺、多巴胺。短程静脉滴注肾上腺皮质激素,成人每天给予氢化可的松 200～300 mg,或地塞米松 5～10 mg。

4.抗感染治疗

可选用头孢菌素、甲硝唑等联合使用。

5.中药治疗

可予清热、解毒、行气、止血中药辨证施治。

(二)手术治疗

大部分患者非手术疗法而痊愈,仅有少数患者需手术治疗,手术探查的指征是:①反复大量便血,内科治疗无效。②有明显腹膜炎表现者,腹腔诊断性穿刺有脓性或血性渗液。③中毒性休克治疗后,病情仍不稳定,提示肠道毒素持续吸收者。④未能排除其他需手术的急腹症患者。

三、急救护理

(一)病情评估

1.患者评估

明确患者对有关疾病知识的了解程度、心理状态、自理能力。

2.生命体征观察

(1)密切观察体温、呼吸、脉搏、心率、心律、血压等变化。

(2)当患者表现为脉搏细数、血压下降、外周循环衰竭等中毒性休克时,立即通知医师组织抢救。

(3)密切观察腹痛、便血变化,发现有肠穿孔的征兆,应及时通知医师处理。

(4)准确记录24小时出入量。

(5)密切观察意识变化。

3.有无潜在并发症发生

密切观察患者生命体征,预防潜在并发症。

(二)护理关键

(1)严密观察生命体征、精神状态,腹痛剧烈者立即报告医师。

(2)绝对卧床休息,立即禁食水,禁食期间输入静脉营养液。

(3)每天用生理盐水清洁口腔2次。

(4)做好心理护理,避免精神紧张。如保守治疗无明显效果,患者腹痛加剧,应考虑手术治疗并做好术前宣教。

(三)护理措施

1.腹痛、腹胀的护理

禁食水,胃肠减压,遵医嘱补液。

2.呕吐护理

(1)液体支持,对危重患者应建立有效的静脉通道,防止脱水和电解质失衡。

(2)呕吐时头偏向一侧,并记录呕吐物的色、质及量。及时清除呕吐物,保持皮肤及床单位清洁。

3.心理护理

让患者充分了解此病的情况,有助于患者消除恐惧感,配合各项检查。如保守治疗无明显效果,患者腹痛加剧,休克症状明显,应考虑手术治疗。做好术前宣教,让患者积极配合治疗,早日康复。

(四)健康指导

(1)帮助患者掌握有关饮食的控制、皮肤和口腔卫生等护理知识,并使其了解病情,取得配合。

(2)注意饮食卫生,不食腐败变质食物,避免暴饮暴食和过食生冷油腻食物,及时治疗肠道寄生虫病。

第三节 肝性脑病

肝性脑病(HE)过去称肝昏迷,是肝脏严重受损引起的以代谢紊乱为基础、中枢神经系统功能失调的综合征,主要临床表现是意识障碍、行为异常和昏迷。

一、病因及发病机制

(一)病因

大部分肝性脑病是由各型肝硬化引起,小部分肝性脑病见于各类肝病的急性期或暴发性肝衰竭阶段。肝性脑病常有明显的诱因,如上消化道出血、大量排钾利尿、放腹水、高蛋白饮食、催眠镇静药、麻醉药、便秘、尿毒症、外科手术和感染等。

(二)发病机制

肝性脑病的发病机制迄今未完全明了。一般认为,产生肝性脑病的病理生理基础是肝细胞功能衰竭和门腔静脉之间有手术造成的或自然形成的侧支分流。主要是来自肠道的许多毒性代谢产物,未被肝脏解毒和清除,经侧支进入体循环,透过血-脑屏障而至脑部,引起大脑功能紊乱。肝性脑病的体内代谢紊乱是多方面的,是多种因素综合作用的结果。但含氮物质、蛋白质、氨基酸、氨、硫醇的代谢障碍和抑制性神经递质的积聚可能起主要作用。糖和水、电解质代谢紊乱以及缺氧可干扰大脑的能量代谢而加重脑病。脂肪代谢异常,特别是短链脂肪酸的增多也起重要作用。

二、临床表现

肝性脑病的临床表现包括两类。

(一)意识障碍

出现妄想、幻觉、精神错乱、精神恍惚,继而定向力和睡眠倒错,然后出现木僵、昏睡,昏迷逐步加深,最后死亡,也有狂躁再转为抑制状态者。

(二)行为运动异常

情绪低沉、衣冠不整、哭笑无常、随处便溺、讲话缓慢和口齿不清、理解力减退、书写错误、不能完成简单计算及智力活动(如用火柴棒摆五角星)等。特征性表现是扑翼样震颤,亦称肝震颤,即嘱患者双臂平伸,手指分开,可见双手向外侧偏斜,掌指关节和腕关节有快速不规则的扑翼样抖动。患者肌张力增高,腱反射亢进,甚至出现四肢屈曲和面肌抽搐。此外,患者呼气中具有特殊的肝臭味。

一般根据意识障碍程度、神经系统表现和脑电图改变,将肝性脑病自轻微的精神改变到深昏迷分为四期。

一期(前驱期):轻度性格改变和行为失常,例如,欣快激动或淡漠少言,衣冠不整或随地便溺。应答尚准确,但吐字不清且较缓慢,可有扑翼样震颤,脑电图多数正常,此期历时数天或数周,有时症状不明显,易被忽视。

二期(昏迷前期):以意识错乱、睡眠障碍、行为失常为主。前一期的症状加重,定向力和理解力均减退,不能完成简单的计算和智力构图。言语不清、书写障碍、举止反常也很常见。多有睡眠时间倒错,昼睡夜醒,甚至有幻觉、恐惧、狂躁,而被看成一般精神病。此期患者有明显神经体征,如腱反射亢进、肌张力增高、踝痉挛及阳性 Babinski 征等。此期扑翼样震颤存在,脑电图有特征性异常。患者可出现不随意运动及运动失调。

三期(昏睡期):以昏睡和精神错乱为主,各种神经体征持续或加重,大部分时间患者呈昏睡状态,但可以唤醒。醒时尚可应答问话,但常有神志不清和幻觉。扑翼样震颤仍可引出。肌张力增加,四肢被动运动常有抗力。

四期(昏迷期):神志完全丧失,不能唤醒。浅昏迷时,对痛刺激和不适体位尚有反应,腱反射和肌张力仍亢进;由于患者不能合作,扑翼样震颤无法引出。深昏迷时,各种反射消失,肌张力降低,瞳孔常散大,可出现阵发性惊厥、踝阵挛和换气过度。脑电图明显异常。

以上各期临床表现可有重叠,病情发展或经治疗好转时程度可进级或退级。

三、治疗措施

肝性脑病目前尚无特效疗法,治疗应采取综合措施。

(一)消除诱因

某些因素可诱发或加重肝性脑病。肝硬化时,药物在体内半衰期延长,廓清减少,脑病患者大脑的敏感性增加,多数不能耐受麻醉、镇痛、安眠、镇静等类药物,如使用不当,可出现昏睡,直至昏迷。当患者狂躁不安或有抽搐时,禁用吗啡及其衍生物、副醛、水合氯醛、哌替啶及速效巴比妥类,可减量使用(常量的 1/2 或 1/3)地西泮、东莨菪碱,并减少给药次数。必须及时控制感染和上消化道出血,避免快速和大量的排钾利尿和放腹水。注意纠正水、电解质和酸碱平衡失调。

(二)减少肠内毒物的生成和吸收

1.饮食

开始数天内禁食蛋白质。每天供给热量 1 200～1 600 kcal 和足量维生素，以碳水化合物为主要食物，昏迷不能进食者可经鼻胃管供食。三、四期患者应禁止从胃肠道补充蛋白质，可鼻饲或静脉注射 25%葡萄糖溶液，每天可进 3～6 g 必需氨基酸。胃不能排空时应停鼻饲，改用深静脉插管滴注 25%葡萄糖溶液维持营养。在大量输注葡萄糖的过程中，必须警惕低钾血症、心力衰竭和脑水肿。神志清楚后，可逐步增加蛋白质至 40～60 g/d，最好用植物蛋白，植物蛋白含蛋氨酸、芳香族氨基酸较少，含支链氨基酸较多，且能增加粪氮排泄。此外，植物蛋白含非吸收性纤维，被肠菌酵解产酸有利于氨的排除，且有利通便，故适用于肝性脑病患者。

2.灌肠或导泻

清除肠内积食、积血或其他含氮物质，可用生理盐水或弱酸性溶液(如稀醋酸液)灌肠，或口服或鼻饲 25%硫酸镁 30～60 mL 导泻。

3.抑制细菌生长

口服新霉素 2～4 g/d 或选服巴龙霉素、卡那霉素、氨苄西林均有效。长期服新霉素的患者中少数出现听力或肾功能减损，故服用新霉素不宜超过 1 个月。口服甲硝唑 0.2 g，每天 4 次，疗效和新霉素相等，适用于肾功能不良者。乳果糖口服后在结肠中被细菌分解为乳酸和醋酸，使肠腔呈酸性，从而减少氨的形成和吸收。对忌用新霉素或需长期治疗的患者，乳果糖或乳山梨醇为首选药物。近年发现，乳糖在乳糖酶缺乏人群的结肠中，经细菌发酵产酸后也降低粪便 pH，减少氨含量，用以治疗肝性脑病，效果和乳果糖相同，但价格较便宜。

(三)促进有毒物质的代谢消除，纠正氨基酸代谢的紊乱

1.降氨药物

(1)谷氨酸钾和谷氨酸钠：加入葡萄糖液中静脉滴注，每天1～2 次。谷氨酸钾、钠比例视血清钾、钠浓度和病情而定，尿少时少用钾剂，明显腹水和水肿时慎用钠剂。

(2)精氨酸：可促进尿素循环而降低血氨，10～20 g/d 加入葡萄糖液中静脉滴注 1 次，药呈酸性，适用于血 pH 偏高的患者。降氨药对慢性反复发作的门体分流性脑病疗效较好，对重症肝炎所致的急性肝性脑病无效。

(3)苯甲酸钠:可与肠内残余氮质,如甘氨酸或谷氨酰胺结合,形成马尿酸,经肾脏排出,从而降低血氨。治疗急性门体分流性脑病的效果与乳果糖相当。剂量为每天 2 次,每次口服 5 g。

(4)苯乙酸与肠内谷氨酰胺结合,形成无毒的马尿酸经肾排泄,也能降低血氨浓度。

(5)鸟氨酸-α-酮戊二酸和鸟氨酸门冬氨酸均有显著的降氨作用。

2.支链氨基酸

口服或静脉输注以支链氨基酸为主的氨基酸混合液,在理论上可纠正氨基酸代谢的不平衡,抑制大脑中假神经递质的形成,但对门体分流性脑病的疗效尚有争议。支链氨基酸比一般食用蛋白质所致昏迷作用较小,如患者不能耐受蛋白食物,摄入足量富含支链氨基酸的混合液对恢复患者的正氮平衡是有效和安全的。

3.氨基丁酸/苯二氮䓬类复合受体拮抗药

氟马西尼可以拮抗内源性苯二氮䓬所致的神经抑制。对三、四期患者有促醒作用且起效快,但维持时间短,通常在 4 小时之内。其采用的剂量为 0.5～1 mg静脉注射或用 1 mg/h 持续滴注,对肝硬化伴发肝性脑病者的症状有很大改善。

(四)肝移植

肝移植是治疗各种终末期肝病的一种有效手段。由于移植操作过程的改良和标准化,供肝保存方法和手术技术上的进步,以及抗排异的低毒免疫抑制剂的应用,患者在移植后的生存率已明显提高。

(五)其他对症治疗

1.纠正水、电解质和酸碱平衡失调

每天入液总量以不超过 2 500 mL 为宜。肝硬化腹水患者的入液量应加以控制(一般约为尿量加 1 000 mL),以免血液稀释、血钠过低而加重昏迷。及时纠正缺钾和碱中毒,缺钾者补充氯化钾;碱中毒者可用精氨酸盐溶液静脉滴注。

2.保护脑细胞功能

用冰帽降低颅内温度,以减少能量消耗,保护脑细胞功能。

3.保持呼吸道通畅

深昏迷者,可行气管切开,以利排痰和给氧。

4.防治脑水肿

静脉滴注高渗葡萄糖、甘露醇等脱水剂,防治脑水肿。

5.防治出血与休克

有出血倾向者,可静脉滴注维生素 K_1 或输鲜血,以纠正休克、缺氧和肾前性尿毒症。

6.腹膜或肾脏透析

如氮质血症是肝性脑病的原因,可以采用腹膜或血液透析治疗。

四、护理措施

肝性脑病(肝昏迷)是肝衰竭的最终表现,在临床中如能及时发现、及时治疗预后尚好。所以患者家属及医院护理工作者应注重预见性护理,即寻找并清除诱因。

(一)病情观察

1.观察患者的性格和行为变化

发病前有脾气、性格的改变,表现为烦躁、易怒、表情欣快或少言寡语。同时,患者伴有扑翼样震颤。尤其要观察夜间是否睡眠颠倒、异常行为表现。当患者出现上述症状时,用与患者交谈的方式,了解患者的反应性和回答问题的能力,肝昏迷早期患者在回答这些简单问题时常出现错误或反应迟钝。

2.观察患者有无诱因

发热、腹痛(腹膜炎)症状提示感染的发生;呕血、便血、黑便、皮肤紫癜提示出血;要准确记录 24 小时尿量,少尿、无尿提示肝肾综合征发生;头痛、烦躁、呼吸急促、血压升高提示可能有急性脑水肿。当患者出现肝昏迷前兆时,护理人员应及时报告医师,如果患者在家中出现,家属应立即拨打 120 急救电话送医院治疗。

(二)护理

1.饮食护理

昏迷前期开始数天内禁食蛋白质,供给足量维生素,以碳水化合物为主要食物,昏迷不能进食者给予鼻饲流质饮食。

2.安全防护

肝昏迷早期患者,可能会出现行为错乱、狂躁,可出现自伤或伤害他人的行为,护理人员要注意加强安全防护措施,并给患者的病床加床栏或保护带,以防坠床。

3.口腔护理

对肝昏迷患者,每天用生理盐水擦洗口腔,及时清理呕吐物,保持患者的头部偏向一侧，防止发生窒息。

4.皮肤护理

保持患者身体清洁，防止发生压力性损伤。

5.保持呼吸道通畅

对吸氧患者要保持鼻管通畅、清洁，经常翻身拍背做胸部体疗，避免吸入性肺炎和坠积性肺炎的发生。

6.保持排便通畅，减少氨的吸收

每天了解排便情况，根据病情可用稀醋酸灌肠或口服乳果糖，每次 20 g，每天 3 次，使肠腔内酸化减少氨的吸收，也是预防肝性脑病发生的措施之一。

7.慎用安眠药，加强心理护理

疾病的困扰，心理上的烦恼，躯体上的不适往往影响患者睡眠，使病情加重，但应用安眠药又有可能诱发肝性脑病。因此，要做好耐心、细致的解释工作，减轻患者的心理负担，为患者创造舒适的休养环境。

参考文献

[1] 杨明霞.现场急救与护理知识概要[M].长春:吉林大学出版社,2022.
[2] 柴振忠,吴修文,高雅琪.急救护理技术[M].广州:世界图书出版广东有限公司,2021.
[3] 刘艳丽,王园园,张文娟,等.现代常见急诊急救与护理[M].北京:科学技术文献出版社,2021.
[4] 燕宪亮,汤先萍.急救护理学[M].南京:东南大学出版社,2022.
[5] 冯丽,童朝阳,王单松,等.急诊急救实用护理规范[M].上海:复旦大学出版社,2021.
[6] 芮炳峰,田芬霞.急救及常用护理技术[M].北京:中国医药科技出版社,2021.
[7] 曹丽,于小玉,张海俊,等.危重病急救与监护技能[M].成都:四川科学技术出版社,2022.
[8] 张丽芳,童玲彦,郭生春.临床急诊急救技术与护理研究[M].长春:吉林大学出版社,2021.
[9] 邵小平,黄海燕,胡三莲.实用危重症护理学[M].上海:上海科学技术出版社,2021.
[10] 王宇,王涛,苏红军,等.急诊急救与重症监护[M].哈尔滨:黑龙江科学技术出版社,2022.
[11] 刘英姿,张志业,张超,等.临床急重症抢救与监护技术[M].成都:四川科学技术出版社,2022.
[12] 金静芬,胡斌春.急诊护理专科实践[M].北京:人民卫生出版社,2021.
[13] 李英霞,卢伟静,付海鸥.实用急诊 ICU 护理技术[M].北京:中国纺织出版社,2022.

[14] 冉健,李金英,陈明.现代急危重症与护理实践[M].汕头:汕头大学出版社,2021.

[15] 段霞,曾莉,姜金霞.临床急危重症护理理论与实践[M].北京:人民卫生出版社,2022.

[16] 姜雪,蒋玮,郎红娟.基础护理技术操作[M].西安:西北大学出版社,2021.

[17] 陈伯钧,黄秋萍.实用中西医急诊护理操作技术[M].北京:科学出版社,2022.

[18] 张艳,高秀荣,朱丽,等.新编实用临床护理学[M].青岛:中国海洋大学出版社,2021.

[19] 徐雁,惠青山,杨兰.急救与护理的方法研究[M].沈阳:辽宁科学技术出版社,2023.

[20] 王加梅,崔洪美,杨燕,等.临床急救技术与常规护理[M].上海:上海科学技术文献出版社,2023.

[21] 贾娟,贾素芳,冯姗.实用急危重症诊治与护理[M].北京:中国纺织出版社,2022.

[22] 包玉娥.实用临床护理操作与护理管理[M].上海:上海交通大学出版社,2023.

[23] 赵玲芳,张宏伟,夏瑞波.临床实用急危重症护理[M].汕头:汕头大学出版社,2023.

[24] 于立峰,贾玉环,梁伟,等.现代急危重症急救与诊治[M].上海:上海科学技术文献出版社,2023.

[25] 张燕,白娜.基于流程管理法的院前急救护理联合体位护理对急性心肌梗死患者急救效率、心肌耗氧量及心脏电生理的影响[J].临床医学研究与实践,2023,8(4):168-170.

[26] 张净,谭春婷,王珊,等.布地奈德雾化吸入配合无创机械通气治疗老年慢性阻塞性肺疾病并发呼吸衰竭的疗效研究[J].中国医刊,2024,59(1):41-45.

[27] 李春,刘香玲,唐姣媛,等.徒手心肺复苏联合心肺复苏机抢救心跳呼吸骤停患者的效果分析[J].当代医药论丛,2023,21(7):63-66.

[28] 冯文超.个性化综合护理应用于重症肺炎护理中的效果研究[J].中国科技期刊数据库 医药,2023,(7):135-137.

[29] 金凡.针对性护理在体外自动除颤仪频繁电除颤抢救急性心肌梗死后电风暴患者中的应用[J].医疗装备,2022,35(2):123-125.